Sexualität

Rotbuch 3000
Herausgegeben von Martin Hoffmann

Katja Leyrer,
geboren 1949, Sozialwissenschaftlerin und Journalistin.
Veröffentlichungen u. a.: Mythos Kleinfamilie (Fischer TB 1998);
Hilfe, mein Sohn wird ein Macker (Fischer TB 1992)

Katja Leyrer

Sexualität

ROTBUCH 3000

Inhalt

Aktuelles

Probleme

Geschlechtsrollen

Anhang

Kein Wunder der Natur

Findet Sex bald nur noch am Computer statt? Jedes Tier kann es, aber scheinbar sind die Menschen komplizierter. Sexualität 2000: zwischen Pornos und Viagra-Pillen – oder Liebe, Lust und Frust wie immer?

Was heute alles Sex ist

»Unsere Welt ist ja geradezu vollgestellt mit sexuellen Reizen. Tritt man vor die Tür, stößt man auf riesige Werbeplakate mit nackten Körpern. Kaum ein Krimi im Fernsehen, bei dem man nicht von irgendeiner Koitus-Szene belästigt wird; belästigt deswegen, weil diese Szene mit dem eigentlichen Handlungsstrang nichts zu tun hat. Andrerseits belegen neue Untersuchungen, dass das Sexualleben der meisten Heterosexuellen in der westlichen Welt eher karg ist.«

Gunter Schmidt: Interview in: Pro Familia Magazin 3/1997

Wer im Internet das Suchwort »Sex« eingibt, wird fast erschlagen von Werbung, Informationen und Nackten. Virtueller Sex ist das Neueste, und es heißt, er habe eine große Zukunft.

Im Fernsehen stöhnt es »Ruf mich an!«, am Kiosk blinken nackte Brüste, und in jedem Film oder Roman gibt es heute ein paar Stellen, wo es die Heldinnen und Helden miteinander treiben. Auf den Plakatwänden räkeln sich die Schönen, und Mama guckt am Samstagabend mit Papa ein Porno-Video. Dass Sex nicht eine Zahl zwischen fünf und sieben ist, wissen heute schon die Vorschulkinder. Ist also das Zeitalter der freien Liebe ausgebrochen?

Es sieht nicht so aus. Zwar ist überall von Sex die Rede, aber meistens geht es um Probleme: »So kriegen Sie einen sexy Busen!«, verspricht die Frauenzeitschrift, und die Männergazette offeriert »Zehn unwiderstehliche Anmach-Tipps«. Das *Bravo*-Aufklärungsteam ist immer noch beschäftigt. Die katholische Kirche hat auch noch was zu sagen. Und in der Politik geht's meistens um Gewalt, wenn von Sex die Rede ist: Pornos, Missbrauch, Vergewaltigung.

»Viagra für alle«

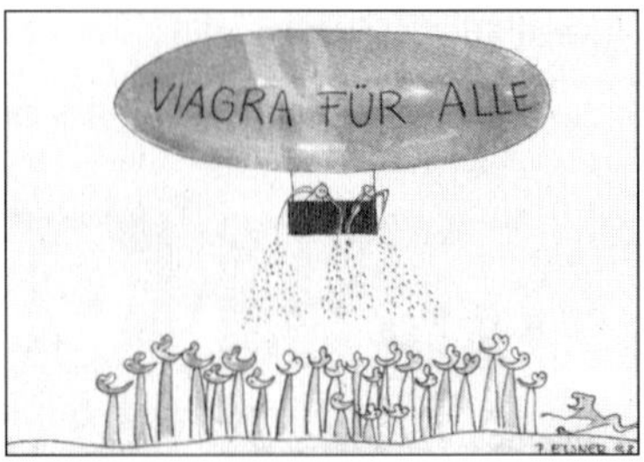

Und wo bleibt die Liebe? Hat sie überhaupt noch was mit Sexualität zu tun? Die überall käuflichen Stimulationen versprechen zwar Geilheit, aber die meisten Leute suchen, wenn sie an Sex denken, mehr als das. Nicht, wie der Papst denkt, aber eben auch nicht einfach nur drauflospoppen.

Sitten und Sexualität

Was haben Sex und Liebe miteinander zu tun, was die eigene Sexualität mit politischen Verhältnissen? Liebe, Lust und Spaß, Zärtlichkeit, Höhepunkte, Nähe ... Beinahe jeder hat Bilder im Kopf, die aus mehr als Genitalien bestehen. Auch beim Sex.

Sexualität ist ein ganz individuelles Bedürfnis, und es kann sehr unterschiedlich aussehen. Es kommt aber keineswegs nur aus dem Bauch. Die menschliche Sexualität ist mehr als ein Fortpflanzungstrieb; sie ist kein isoliertes Wunder der Natur, sondern vor allem von kulturellen und historischen Wurzeln geprägt. Von Moden, Vorurteilen, Ängsten, Wissen und Gesetzen. Und, so befremdlich es auch ist, davon, wie die Gesellschaft organisiert ist, wie Macht verteilt ist, wie gearbeitet wird.

Schon bei einem Blick in die vergangenen 50 Jahre wird deutlich, wie schnell sich die Sitten verändern können. Für Kinder der 50er Jahre durften Ausdrücke über Sex, geschweige denn Bilder, die etwas darüber zeigten, nicht einmal in der Phantasie existieren. Sexualität war in jeder Form tabuisiert, selbst erotische Weltliteratur unterlag der Zensur. Das Schlimmste, was einem »Fräulein« – einer unverheirateten Frau – oder einem Mädchen (die Volljährigkeit begann erst mit 21) passieren konnte, war, ein uneheliches Kind zu kriegen. Ein »Kuppelei«-Paragraph untersagte das Zusammenwohnen unverheirateter heterosexueller Paare, und wer sich scheiden ließ, war moralisch unten durch. Aufklärungsunterricht in der Schule gab es nicht. Die Leute haben trotzdem Kinder gemacht, und das nicht zu knapp. Aber man sprach nicht darüber, wie, und schon gar nicht mit diesen Kindern. Ehefrauen durften ohne Erlaubnis ihres Angetrauten keine Geschäftsverträge oder Schulzeugnisse ihrer Kinder unterschreiben. In der BRD war es in den 50er und 60er Jahren verpönt, dass Frauen berufstätig waren. In der DDR war das anders – aber die Frauen waren trotz der Erwerbstätigkeit für die Familienarbeit zuständig und moralisch mehr unter Druck als Männer.

Ab Mitte der 60er Jahre veränderte sich einiges. Nach

»Viele junge Männer möchten heiraten, behaupten aber, sie fänden unter den Teenagern keine geeignete Partnerin, die sie sich ihrer echten weiblichen Vorzüge wegen zur Frau wünschten.
Jene jungen Mädchen, die rascher geheiratet wurden als die anderen, hatten gar keine Tricks angewendet. Sie waren nur gelassener als die anderen, ihrer Sache sicher. Es waren die Mädchen mit den angenehmen, unaufdringlichen Charaktereigenschaften, die zurückhaltenden, anpassungsfähigen, die rücksichtsvollen und höflichen.«

Gertrud v. Hilgendorff: Das Teenagerbuch. Ein Brevier für junge Mädchen. München 1958

»Nach vielen Gebrauchsanweisungen für die glückliche Ehe ist das reibungslos funktionierende Team das Ideal. Die ›Liebenden‹ sind Funktionäre in einem Projekt der Liebe auf dem Programm, in dem die Lebenskraft eine Investition ist, die den Beteiligten unter den herrschenden Marktbedingungen den größtmöglichen Gewinn bringen soll. Misslingt das Projekt – oder funktioniert es nicht reibungslos genug –, wird der Partner ausgetauscht und ein neuer angeschafft, je nachdem, wie der eigene Persönlichkeitskurs auf dem Markt steht.«

Suzanne Brøgger: ... sondern erlöse uns von der Liebe. Reinbek 1980

und nach kamen die ersten Aufklärungsfilme ins Kino, wurden Gesetze (z. B. über Pornographie und Homosexualität) liberalisiert und Frauen mehr Rechte zugestanden. In den 70er Jahre wurde die »Sexfront« (Günter Amendt) vor allem von politisch Linken im Windschatten der Studentenbewegung eröffnet. Man forderte – in Abgrenzung zur Ehe – die freie Liebe, freie Verhütungsmittel und die Abschaffung der staatlichen Kontrolle über die Sexualität. Dass die Freigabe von Pille und Pornos keine »Sexuelle Revolution« wurde, ist heute klar. Dennoch hatte die sexuelle Liberalisierung in der zweiten Hälfte des 20. Jahrhunderts einschneidende Folgen für die Gesellschaft.

Sex und Markt

Nicht die freie Liebe, wohl aber die freien Marktgesetze setzten sich durch. Sexualität ist heute mehr als jemals in der Geschichte der Menschen zur Ware geworden. Das war sie in gewissem Umfang immer – nicht nur im Bereich der Prostitution, sondern auch in all jenen Zeiten, in denen die Produktion von Kindern (vor allem Söhnen) als ihr einzig legaler Sinn und Zweck galt. Die Geschichte der Ehe hat mit Sexualität und Frauenkauf zu tun.

Die heutige »Sexuelle Marktwirtschaft« (Ernst Bornemann) charakterisiert sich aber durch mehr als Männer-

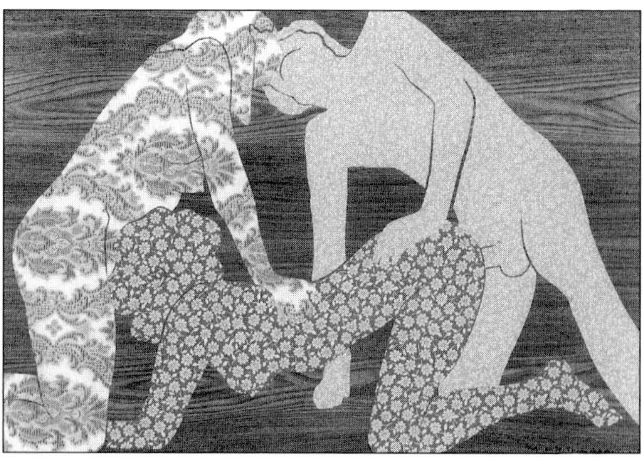

Marcel Mariën: Pompeji im Jahre 79: Orgie der letzten Morgenröte, 1984

herrschaft über Frauen: Sie bietet, wie bei Butter und Käse auch, ein Überangebot an Waren, die sich keineswegs alle Menschen leisten können, selbst wenn sie es wollten. Auch die Ware Sex ist so allgegenwärtig, dass selbst jene, die sich vieles davon leisten könnten, oft nicht mehr stimuliert werden, sondern eher einen Brechreiz kriegen.

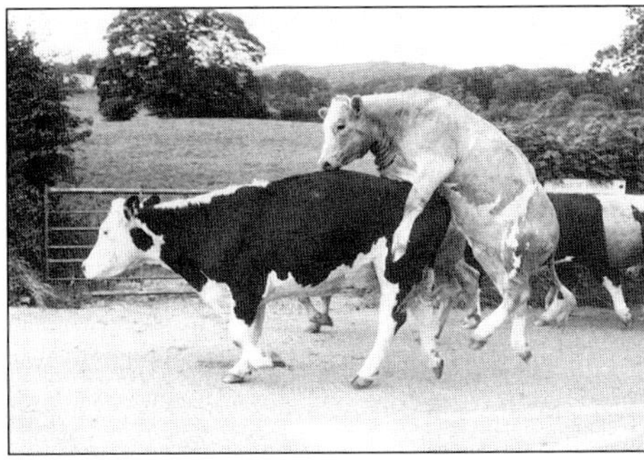

»Who says cows don't fly?«

Die Sexualforschung in den westlichen Industriestaaten beobachtet seit einigen Jahren eine steigende Unlust der Menschen auf Sex. Zwar wird dafür nicht nur der Überfluss an sexuellen Stimulanzien verantwortlich gemacht, sondern u.a. auch die Angst vor Aids und die veränderten Bedingungen zwischen jungen Frauen und Männern. Ein Widerspruch in den heutigen (hetero-)sexuellen Verhältnissen ist aber zweifellos, dass niemand so viele Wünsche und Phantasien haben kann, wie es (theoretisch) Möglichkeiten und Angebote gibt, sie zu erfüllen. Und leider sind die meisten auch völlig unbefriedigend, Plastikscheiß eben überall, Billigfilme, Rammelsex, wenig Lust machend. Es geht eben gar nicht in erster Linie um Sexualität, sondern die schnelle Mark in diesem Gewerbe.

Mehr Zensur aber wäre der falsche Weg. Man kann nur versuchen, sich zurecht- bzw. einen eigenen Weg zu finden.

Wie Sexualität aussieht und praktiziert wird, ist wenig von Natur, aber viel von Politik, Moden, den kulturellen und historischen Wurzeln einer Gesellschaft abhängig. Geschlecht, Erziehung, Erfahrungen, Wünsche und Entscheidungen geben jedem Menschen aber auch seinen eigenen Sex.

Verlieben

Die »Schmetterlinge im Bauch« kennen Männer wie Frauen. Verliebtheit ist anstrengend, macht schön, setzt Energien frei und erhöht die Lust auf Sex – eine Mischung aus Hormonschüben und positiver geistiger Umnachtung lässt das Herz angenehm flattern.

»Es gibt Momente, in denen das Leben plötzlich anhält, weil es sich verschluckt hat. Es verschluckt sich, hält an und hält die Luft an, es hält eine ganze Weile die Luft an und weiß nicht, wie es weitergeht, und schließlich atmet es aus, und bis es wieder den Rhythmus findet, könnte man denken, dass es vergessen hat, wie es sich atmet, aber dann atmet es wieder durch und geht weiter.«

Birgit Vanderbeke: Alberta empfängt einen Liebhaber. Berlin 1997

Herzflimmern

Sich zu verlieben, gehört nach übereinstimmender Darstellung sowohl seriöser als auch von Kitsch-Autoren und den Erfahrungen der meisten Männer und Frauen zu den aufregendsten Gefühlsschwankungen, zu denen Menschen fähig sind. Ganz gleich, ob das Objekt des Begehrens männlich oder weiblich ist, ganz gleich auch, ob es sich um homo- oder heterosexuelle Verliebtheit handelt – der Zustand ist bedenklich und entzückend zugleich.

Im allgemeinen Sprachgebrauch gilt heute die »rosarote Brille« als Symbol für das, was früher Leidenschaft oder Affäre genannt wurde. Und jeder halbwegs ans Herz gehende Liebesroman zeigt deutlich, wie eng die glückseligen Momente mit dramatischen Entwicklungen verknüpft sein können – das hindert aber kaum jemanden daran, sich zu verlieben.

Verliebtheit ist nach Ansicht der Fachwelt etwas anderes als Zuneigung, Liebe, Freundschaft oder das allgemeine Bedürfnis nach sexueller Befriedigung. Man begehrt, will den Sex mit dieser einen ausgewählten Person erleben, auf die man neugierig ist, die man »anhimmelt« und die, wie es oft ausgedrückt wird, eine neue Welt (oder wenigstens Sichtweise der Welt) eröffnet.

Hormone und Gefühle

Ganz unromantisch führen medizinische Analysen den Zustand des Verliebens auf Hormone und chemische Reize zurück: Oxytozin, Phenyläthylamin, Östrogen, Testosteron, Serotonin und viele andere mit ähnlich

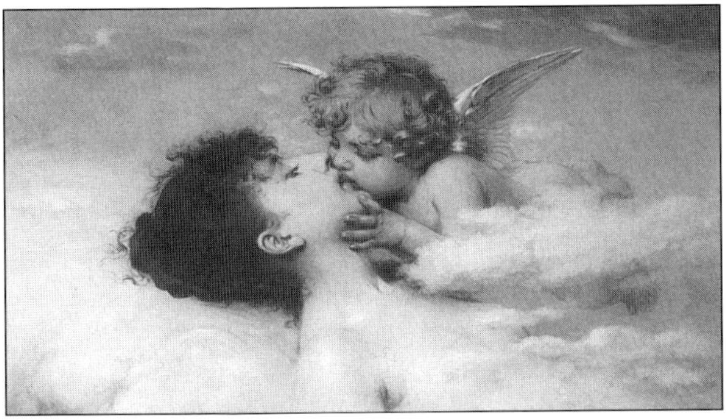

W. Martens:
Liefesdroom

komplizierten Namen. Psychologen vermuten, dass das verliebte Herzrasen mit frühkindlich geprägter Bindungslust zu tun hat. Historiker und Sozialwissenschaftler bemühen sich, den Nachweis zu erbringen, dass sexuell stimulierende Verliebtheit früher eine andere Funktion hatte als heute (zum Beispiel nicht Grundlage für Eheschließungen war). Und in den zahlreichen Frust-und-Lust-Beziehungsratgebern der 90er Jahre wird desillusionierend vertreten, dass Männer sowieso vom Mars und Frauen von der Venus kämen und zumindest heterosexuelle Verliebtheit nur vorübergehend den Schein erwecken könne, man habe sich was mitzuteilen.

Dass Sexualität als besonders beglückend erlebt oder idealisiert wird, wenn sie im Zustand der Verliebtheit praktiziert wird, ist eine weit verbreitete, moderne (und veränderbare) Einstellung. Offensichtlich sind Frauen deutlicher davon überzeugt als Männer, die Liebe und Sex eher trennen können. Die Erklärungen dafür reichen von dreisten Behauptungen über biologische Unterschiede (Frauen seien gefühlsbetonter oder hätten ein dementsprechend anderes Gehirn) bis zu ausgefeilten Sozialisationstheorien mit dem Hinweis auf patriarchale Unterdrückungsmuster.

»Der Überlieferung nach ist die Liebe eine undefinierbare Verbindung von Seele und Körper; zwischen beiden entfalten sich, einem Fächer gleich, Empfindungen und Emotionen, die von bloßer Sexualität bis zur Verehrung, von Zärtlichkeit bis zur Erotik reichen. Viele dieser Empfindungen sind negativ; in der Liebe gibt es Rivalität, Groll, Eifersucht und sogar Hass.«

Octavio Paz: Die doppelte Flamme Liebe und Erotik. Frankfurt/M. 1995

Sexualität und Verliebtheit haben oft miteinander zu tun. Die Begriffe Verliebtheit, Liebe, erotische Anziehung, Hingabe und Leidenschaft benennen ein sexuell gefärbtes Begehren, das an eine ausgewählte Person gebunden ist.

Eifersucht

Sie gilt als altmodisch und Beweis für Intoleranz. Niemand will »besitzergreifend« sein, aber nur selten gelingt es, mit der sexuellen »Untreue« des Liebespartners konfliktfrei umzugehen.

Fremdgehen

Sexuelle Treue in der Partnerschaft wurde in den 90er Jahren von 70 Prozent der BundesbürgerInnen als wichtigste Voraussetzung für eine Beziehung genannt – und ebenfalls 70 Prozent, Männer wie Frauen, erleben dennoch so genannte »Seitensprünge«. Die Moral und Utopie von der ausschließlichen Zweierbeziehung schützen demnach nicht vor erotischer Neugier und Ausbrechen aus der Monogamie.

»›Wo hast du das ganze Wochenende über gesteckt?‹, schrie ich. ›Ich war außer mir vor Angst!‹
›Deine Phantasien sind besser als alles, was ich dir erzählen könnte‹, sagte er von oben herab. (...)
›Welche ist es?‹, fragte ich immer wieder, aber Bennett blieb stumm. Er wies nur immer wieder selbstgefällig auf meine Phantastereien hin. Aber in meinem Innern wusste ich, dass ich ihn zu Recht verdächtigte.«

Erica Jong: Rette sich wer kann. Frankfurt/M. 1980

Georges Bizets Opernfigur Carmen (1875) ist wahrscheinlich das berühmteste Opfer von Eifersucht. Auch große Freidenkerinnen in Sachen Liebe und Sex haben zumindest zeitweise darunter gelitten: Die Schriftstellerinnen Simone de Beauvoir, Anaïs Nin und Erica Jong haben dem Thema und ihren eigenen Widersprüchen dazu ganze Bücher gewidmet.

Psychologen bezeichnen Eifersuchtsgefühle vor allem als Emotionen des Zweifels, die widersprüchliche Empfindungen auslösen: Je nach Selbstwertgefühl und Vertrauen in die Beziehung können Verlassensängste, Wut- und Hassgefühle (auf sich selbst und den anderen) überhand nehmen. Man fühlt sich verraten und missbraucht und austauschbar oder überflüssig.

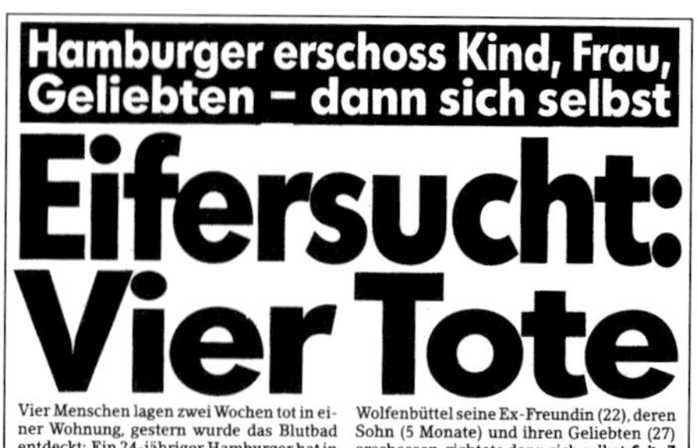
Hamburger erschoss Kind, Frau, Geliebten – dann sich selbst

Eifersucht: Vier Tote

Vier Menschen lagen zwei Wochen tot in einer Wohnung, gestern wurde das Blutbad entdeckt: Ein 24-jähriger Hamburger hat in Wolfenbüttel seine Ex-Freundin (22), deren Sohn (5 Monate) und ihren Geliebten (27) erschossen, richtete dann sich selbst. Seite 7

Männerprivileg

Polygames oder promiskuitives Verhalten, also der Sexualkontakt mit mehreren Personen, ist historisch betrachtet eher ein Privileg der Männer. Auch heute gilt es für Männer eher als »normal«, während Frauen nicht selten noch ein ehrenrühriger Lebenswandel vorgeworfen wird, wenn sie mehrere oder wechselnde Sexualpartner vorweisen können.

Während der »Sexuellen Revolution« in den 60er und 70er Jahren wurde die Eifersucht an den Pranger gestellt und galt als Beweis für Verklemmtheit und reaktionäres Besitzdenken in Liebesbeziehungen. Angegriffen wurde jedoch auch die Einrichtung der Zweierbeziehung.

Die Argumentationen ließen meist außer Acht, dass Frauen und Männer gewöhnlich ein unterschiedliches Erfahrungsspektrum hatten und haben. Selbstzweifel und die Aufrechterhaltung monogamer Liebesbeziehungen entsprechen eher dem herrschenden Frauenbild als dem männlichen. Zum herrschenden Männerbild zählt hingegen der »Besitz« über Frauen. Der Psychoanalytiker Erich Fromm führte das unterschiedliche Sexualverhalten von Männern und Frauen u.a. auf das Konkurrenzgehabe unter Männern zurück. Er bezeichnete das Lieben nur eines anderen Menschen, ohne sich um die anderen zu kümmern, als erweiterten Egoismus oder symbiotische Verbundenheit, die eigentlich keine Liebe sei.

In heterosexuellen Partnerschaften dulden oder akzeptieren Frauen oft das, was ihnen selbst von ihrem Partner auf keinen Fall zugestanden wird. Die angeblich moderne »offene Beziehung« entpuppt sich dann als typische Doppelmoral ganz alter Schule. Die Balance zwischen Freiheit und Einengung in einer Liebesbeziehung auch auf sexuellem Gebiet zu verhandeln, gelingt meist nur mittels klarer Absprachen und der Anerkennung gleicher Rechte für beide.

»Simone de Beauvoir: Eine andere Frage: Sind Sie eifersüchtig gewesen, in welchen Situationen und wie? Was war die Eifersucht für Sie?
Jean-Paul Sartre: Im Grunde war mir das ein bisschen gleichgültig, wenn es in einer Geschichte mit irgendeiner Frau einen anderen gab. Das Wesentliche war, dass ich der Wichtigste war. Aber stellen Sie sich ein Dreiecksverhältnis vor, in dem es mich gegeben hätte, außerdem einen anderen, der eine größere Rolle spielte als ich, das war eine Situation, die ich nicht ertrug.«

Simone de Beauvoir: Die Zeremonie des Abschieds und Gespräche mit Jean-Paul Sartre August – September 1974. Reinbek 1983

Eifersucht ist oft mehr als Neid oder Missgunst. In heterosexuellen Beziehungen wird Männern immer noch mehr »Freiheit« zugestanden als Frauen.

Aufklärung

Kinder und Jugendliche wachsen heute mit widersprüchlichen Informationen und Signalen über Sexualität auf. Im Trend liegt Aufklärung per Medien, die der Sexualpädagogik bereits den Rang abläuft.

»Um herauszufinden, ob Du noch Jungfrau bist, lässt Du Dich am besten von einem Frauenarzt untersuchen. Und wenn Du schon beim Arzt bist, solltest Du diese Chance nutzen, um Dich über Verhütung beraten zu lassen. Denn wenn Ihr schon beim Petting seid, werdet Ihr wohl auch bald daran denken, miteinander zu schlafen. Und dann ist es besser, die Reise ins Reich der Sinne 100% vorbereitet anzutreten.«

Bravo Nr. 52,
22. Dezember 1999

Fernsehen, Video, Bravo

Zwar wird, zumindest in den Lehrplänen des offiziellen Sexualkundeunterrichts, Sexualität nicht mehr allein mit Fortpflanzungsbildern erklärt. Aber auch dort – und in den Medien, denen Kinder ausgesetzt sind – werden fast ausschließlich heterosexuelle Konstellationen beschrieben. In den TV-Softpornos fummeln die Leute sportlich-steril aneinander rum und bumsen offensichtlich auch (fast immer ohne Kondom). Nach einer Untersuchung aus dem Jahr 1998 nutzen knapp 40 Prozent der Jungen (zwischen 8 und 13 Jahren) Fernsehen, Videos und Internet, um Erotika zu konsumieren, während es bei den gleichaltrigen Mädchen weniger als 20 Prozent sind. Für sie nehmen Aufklärungsrubriken in Jugendzeitschriften, vor allem *Bravo*, einen wichtigeren Rang ein.

Rollenklischees

Hier ist aber ebenfalls fast ausschließlich Hetero-Sex mit dem Ziel des Koitus das Thema. Der lockere Stil kann kaum darüber hinweg täuschen, dass das Lernziel ein festgelegtes Rollenverhalten ist: Sexualität wird an herrschenden Normen gemessen, Frauen empfinden »Glück« in Hetero-Bums-Verhältnissen, Frauen sind verantwortlich für Verhütung und Aids-Prävention.

Thea, 16, berichtet in *Bravo* (Dezember 1999) von ihrem ersten Geschlechtsverkehr mit einem Jungen: »›Ich spürte einen kurzen Schmerz, dann war es wunderschön!‹, sagt sie. ›Ich hörte nicht auf, mich unter Danny zu bewegen, war so glücklich, ihn zu fühlen ...‹«

Mädchen werden auch heute zu sexuellen Anpassungsleistungen an die vermuteten Bedürfnisse von Jungen aufgefordert – und Jungen in den männlichen Klischees bestärkt. Für Barbie-Puppen gibt es Dessous und Strapse zu kaufen. Dass Frauen einerseits »sexy« zu sein haben, andererseits vernünftig und drittens an Liebe denken, wenn ein Mann sie penetriert, gehört auch heute noch zur sexuellen Grundausbildung von Mädchen und Jungs.

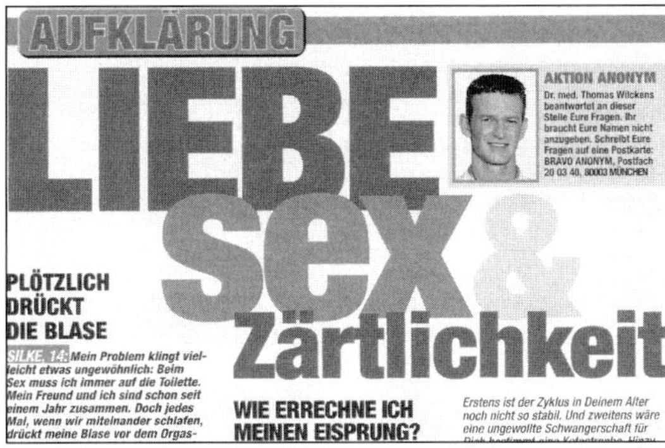

AUFKLÄRUNG

LIEBE sex & Zärtlichkeit

AKTION ANONYM

Dr. med. Thomas Wilckens beantwortet an dieser Stelle Eure Fragen. Ihr braucht Eure Namen nicht anzugeben. Schreibt Eure Fragen auf eine Postkarte: BRAVO ANONYM, Postfach 20 03 40, 80003 MÜNCHEN

PLÖTZLICH DRÜCKT DIE BLASE

SILKE, 14: Mein Problem klingt vielleicht etwas ungewöhnlich: Beim Sex muss ich immer auf die Toilette. Mein Freund und ich sind schon seit einem Jahr zusammen. Doch jedes Mal, wenn wir miteinander schlafen, drückt meine Blase vor dem Orgas-

WIE ERRECHNE ICH MEINEN EISPRUNG?

Erstens ist der Zyklus in Deinem Alter noch nicht so stabil. Und zweitens wäre eine ungewollte Schwangerschaft für

Aids

In den vergangenen zwanzig Jahren veränderte die Aids-Aufklärung das Sexualverhalten von Jugendlichen: Auf einmal sollte wieder sorgfältig geplant werden, Ängste bestimmten die ersten sexuellen Kontakte, und zur Sorge um die Schwangerschaftsverhütung kam schleichend die Verantwortung vor allem der heterosexuellen Mädchen (!) für die Benutzung eines Kondoms. Neben Homosexuellen waren es vor allem Jugendliche, deren Sexualität – und angebliche Promiskuität – ins öffentliche Kontroll- und Korrektursystem gerückt wurde.

Mittlerweile wird die Aids-Warnung meist etwas moderater gehandhabt als in den 80er Jahren. »Jugendliche sind heute viel stärker von Alkohol, Drogen und Risiken im Straßenverkehr bedroht als von einer Ansteckung mit HIV«, heißt es in den aktuellen Schriften der Bundeszentrale für gesundheitliche Aufklärung. Allerdings gilt die Aufforderung, »Safer Sex« zu praktizieren, nach wie vor.

»Unbedenkliche sexuelle Aktivitäten: Massage / Berühren / Streicheln / Umarmen / Masturbieren / Küssen / Austausch erotischer Phantasien / Tanzen. Anmerkung: Falls du Verletzungen im Mund hast (einschließlich Zahnfleischbluten nach dem Zähneputzen oder auf Grund von Zahnspangen), können unter Umständen auch intensive Zungenküsse riskant sein. Auch solltest du die Körperflüssigkeiten deines Partners oder deiner Partnerin nur mit einem Latexhandschuh berühren.«

Safer-Sex-Anweisung aus: Ellen Bass/Kate Kaufman: Wir lieben wen wir wollen. Selbsthilfe für lesbische, schwule und bisexuelle Jugendliche. Berlin 1999

Mit wenigen Ausnahmen werden mittels der modernen Sexualaufklärung Geschlechtsrollenklischees transportiert. Seit Mitte der 80er Jahre fordert die Anti-Aids-Politik präventives Sexualverhalten von Jugendlichen.

Weiterbildung

In Videotheken, Buchhandlungen und im Internet werden Sex-Informationen angeboten. Virtuelle Beratung im Internet wird überwiegend noch von Männern genutzt. Der traditionelle Ratgebermarkt richtet sich eher an ein weibliches Publikum.

Ratgeberlektüre

»Grobe Fehler kann man eigentlich nicht machen, denn Sex ist Stunde um Stunde anders. Nur zwei Regeln sollten Sie bei diesem Spiel beachten: Seien Sie Sie selbst, spielen Sie nichts vor, tun Sie nicht ›zuliebe‹. Tun und lassen Sie, wonach Ihnen ist. Anstatt zu bereuen, es nie ausprobiert zu haben.«

Anne West: Gute Mädchen tun's im Bett – böse überall. Wer sich traut, hat mehr vom Lieben. München 1998

Filme und Bücher über Sexualität gehören seit den 70er Jahren zum Standardprogramm von Sex-Shops und -Versandhandel, Videotheken und »Psycho-Ecken« der Buchhandlungen. Die Bandbreite der sexuellen Weiterbildungsangebote reicht von Aufklärung über Anregungen (z. B. Erfahrungsberichte über SM-Sex) bis hin zu Trostspendern bei heterosexuellen Beziehungskonflikten. Deren Leitmotiv war meist die artikulierte Absicht, das Selbstwertgefühl der potentiellen Leserin zu stärken. Sexualität ist in diesem Zusammenhang meist nur, wenn überhaupt, ein Kommunikationsproblem unter vielen.

In jüngster Zeit konzentrieren sich Sex-Ratgeber und die entsprechenden Seiten der Frauenzeitschriften ausdrücklich auf Sexualität. Das Ziel ist, »besseren Sex« haben zu wollen bzw. zu können. Das dafür angebotene Fitness-Programm wirkt manchmal Grauen erregend: Da werden Beckenbodenmuskeln trainiert, bis die Vagina einen Bleistift halten kann. Frau kann auch lernen, mit welchen unterschiedlichen Techniken sie am besten einen Penis »bläst« und was sie dem Träger desselben vorher kocht, damit der Samen gut schmeckt. Sexualität wird hier als eine Art exaltierte Fit-and-Fun-Übung oder als Zeichen für herausragende weibliche Emanzipationsleistung dargestellt. Die Menge und Intensität sexueller Erfahrungen und der Informationsstand über mögliche körperliche und seelische Akrobatik gelten als Gradmesser und Voraussetzung dafür. Voraussetzung für guten

Sex ist, dass hart gearbeitet werden muss – und zwar auf der Frauenseite.

Suchbegriff Sex

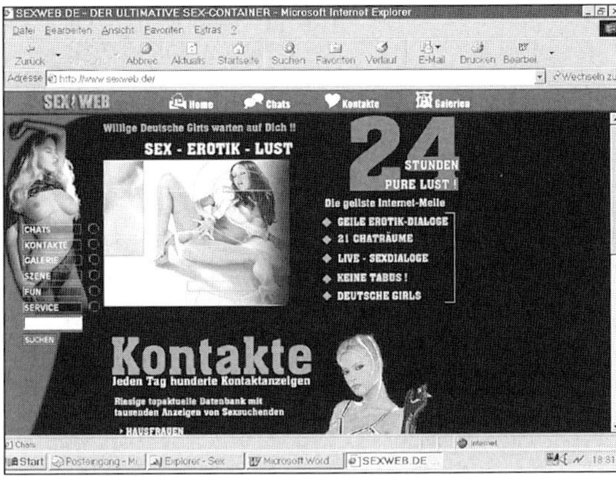

Überwiegend von Männern (Durchschnittsalter 25 Jahre) genutzt werden sexuelle Beratungsangebote im Internet. Nur ein Drittel der User sind Frauen, allerdings ist die Tendenz steigend. Suchbegriffe wie »Sex« sind seit 1997 auch in Deutschland mit Abstand die meistangewählten. Unter den zahlreichen Anbietern befinden sich heute neben Telefonsex-, Frauen- und Pornohandel auch Privatpersonen, Selbsthilfegruppen und Institutionen aus allen Bereichen, die etwas mit Sexualität zu tun haben. Die Webseiten bieten Informationen und oft auch Lebenshilfe an: Zum Beispiel können Coming-out-Foren schwuler oder lesbischer Gruppen aufgerufen werden, die Prostituierten-Vereinigung Hydra bietet Infos an, die Bundeszentrale für gesundheitliche Aufklärung weist auf Aids-Beratung hin, und Pro Familia zeigt eine laufend aktualisierte Verhütungsmitteltabelle. Zu den beliebtesten zählen die Frage-und-Antwort-Seiten im Netz und so genannte Chat-Boxen, auf denen miteinander über Sex »geredet« wird.

»Haben Sie nichts gegen Klischees – die meisten Männer lieben sie. Leisten Sie sich aufreizende schwarze Unterwäsche. Am Ende eines Abends, an dem Sie zusammen ausgegangen sind, ziehen Sie sich aus und enthüllen dabei Strümpfe und Strapse. Noch besser: Gönnen Sie ihm schon einen Blick darauf, während Sie noch unterwegs sind.«

Tracey Cox: Hot Sex. Auf den Höhe-Punkt gebracht. München 1999

Der Bereich Weiterbildung in Sexualfragen wird immer mehr von Internet-Angeboten eingenommen. Die anonyme virtuelle Beratung verdrängt den persönlichen Kontakt und die Ratgeberlektüre.

Anregungen

Erotikliteratur, Pornographie und Sexspielzeuge sind heute verbreiteter denn je. Der Markt kennt kaum Tabus – oder sind es die sexuellen Wünsche, die sich nicht einschränken lassen?

»Pierre würde sie auspeitschen, Jeanne hatte es gesagt. Sie haben Glück, hatte Jeanne wiederholt, man wird Sie viel strenger behandeln. Was hatte sie damit sagen wollen? O spürte nichts mehr, nur das Halsband, die Armreifen, die Kette, ihr Körper trieb dem Nichts entgegen, sie war dem Verstehen nahe.«

Pauline Réage: Geschichte der O. Stuttgart, ca. 1965

Gute und böse Phantasien?

In den 80er Jahre wandten sich US-amerikanische Feministinnen mit einer öffentlich erfolgreichen Kampagne (PorNo) gegen die Darstellung von Frauen auf dem Pornographiemarkt. In den nachfolgenden Diskussionen wurde schnell deutlich, dass die Definitionen nicht einmal unter Fachleuten geklärt schienen. Was hat Erotik mit Pornographie zu tun? Gibt es »gute« und »böse« sexuelle Phantasien, politisch korrekte und indiskutable?

Es scheint so zu sein, dass sich die menschliche Sexualität – bei Frauen und Männern – nicht in eine überschaubare pc-Ordnung bringen lässt, sondern viel phantasievoller und komplizierter funktioniert, als es vom allein medizinischen Standpunkt her nötig scheint. »Leidenschaft hat keinen sittlichen Ort«, schrieb der Sexualforscher Martin Dannecker 1987. Sexualität habe keinen »natürlichen Erlebniswert« an sich, sie sei sowohl von den gesellschaftlichen Verhältnissen abhängig als auch von ganz individuellen Erfahrungen und Triebwünschen. Und vor allem sei sie niemals nur »harmlos«, sondern bewege sich auch gern auf den dunklen Pfaden von Verboten und Tabus.

Das war nicht als Freibrief für sexuelle Gewalt gegen den Willen der anderen Person gemeint. Dannecker und andere Kollegen seines Faches wiesen jedoch darauf hin, dass es »hygienische Sexualität« nicht wirklich gibt und das, was als Tabu gilt, sich immer wieder verändert hat.

Stimulanzien

Die Kultur erotischer Bilder und Texte ist alt, wenn sie auch immer wieder verboten, unterdrückt und ihre »Sittlichkeit« in Frage gestellt wurde. Und manches, was heute wie ein sexuell stimulierender Tabubruch erscheint, wäre anderenorts oder zu anderen Zeiten völlig unsinnig erschienen: Dass man sich beim Sex mit allen möglichen Speisen lustvoll einsauen kann, würde bei Leuten des Mittelalters wahrscheinlich nur Kopfschütteln hervorrufen, denn die kannten noch keinen Sauberkeitswahn. Auch der heute beliebte Tipp mancher Ratgeber, es mal halbwegs in der Öffentlichkeit zu treiben, bezieht seinen Reiz daraus, dass man das hierzulande nicht tut.

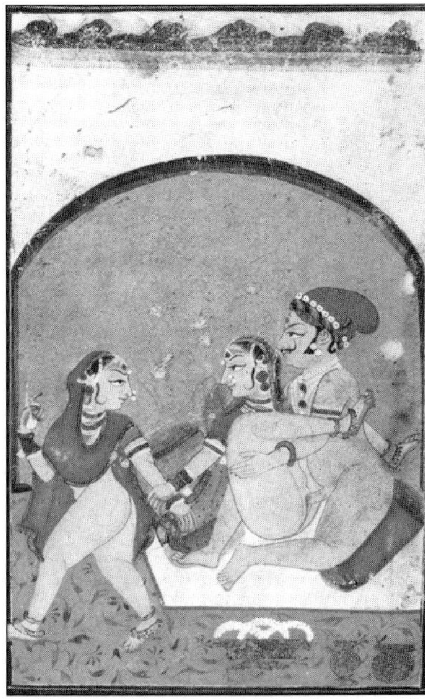

Kamasutra: »Maharadscha beglückt zwei Damen zugleich«

Sexuelle Liberalisierung und nachfolgend die Marktstrategien der Sex-Industrie haben einerseits dazu geführt, dass Sexualität bei uns immer mehr Gefahr läuft, zu einer Hochleistungsangelegenheit zu werden. Die Fülle des Angebots an – großenteils sexistischen – Erotika und Sexspielzeugen lässt schlichten Verkehr beinahe hausbacken erscheinen. Gleichzeitig werden permanent neue Verbote bzw. Gebote aufgestellt – nicht mehr Sexualität an sich, aber einzelne ihrer Bereiche sind durchaus Reglementierungen oder Moden unterworfen. Stichworte dafür: Anti-Pornographie, Anti-Monotonie und Anti-Aids, offene Zweierbeziehung, klitoraler oder vaginaler Orgasmus, Sado-Maso-Kult.

Der Inhalt und Ausdruck sexueller Phantasien und Stimulanzien sind nicht nur Marktgesetzen unterworfen, sondern auch Hinweis auf gesellschaftliche Diskurse, Tabus und Moden.

Praktiken

Man praktiziert heute neben Petting oder gegenseitiger Masturbation allerlei »Verkehr«: vaginal, oral, anal, achsial oder virtuell und medial, die Spezialitäten der FesselfreundInnen und Fetischisten nicht mitgezählt.

Wie treiben es die anderen?

Heute wird viel über Sex geredet. Wer will und mag, kann sich informieren. Auf den Erotikseiten der Tageszeitungen wird »französisch« oder »spanisch« angeboten, was nichts über die Herkunft der Frauen sagt, sondern ihre bevorzugte Praxis der sexuellen Dienstleistungen (Oralsex bzw. Abspritzen zwischen den Brüsten). Die unterschiedlichen Praktiken sind nicht überall auf der Welt erlaubt – in einigen Staaten der USA steht zum Beispiel Oralverkehr unter Gefängnisstrafe, in vielen islamischen Ländern ist Analsex verboten. Gleichgeschlechtliche Sexualität wird in vielen Ländern verpönt oder steht sogar unter Strafe.

»Verehre das Heiligtum deiner Dame durch diese acht Kunnilingus-Techniken: Adhara-sphuritam (der Flatternde Kuss), Dschihva-bhramanaka (die Kreisende Zunge), Dschihva-mardita (die Zungenmassage), Tschuschita (Saugen), Utschtschuschita (Aufsaugen), Kschobhaka (Erregen), Bahutschuschita (Leersaugen) und Kakila (die Krähe). Improvisationen mit deinen Zähnen können diese Liebesspiele unendlich variieren.«

Die Liebeslehren des Kama Sutra. Übersetzung Indra Sinha. Remseck bei Stuttgart 1996

In Deutschland vertreten heute zumindest die seriöseren Informationsquellen, dass alles erlaubt sein sollte, was Spaß macht, solange es nicht die Würde des anderen angreift. Sehr ausgeklügelte und auf Außenstehende gewalttätig wirkende sado-masochistische Inszenierungen, in denen gefesselt und gepeitscht wird, können dieser Anforderung oft eher entsprechen als stinknormaler Hetero-Rein-Raus-Beischlaf.

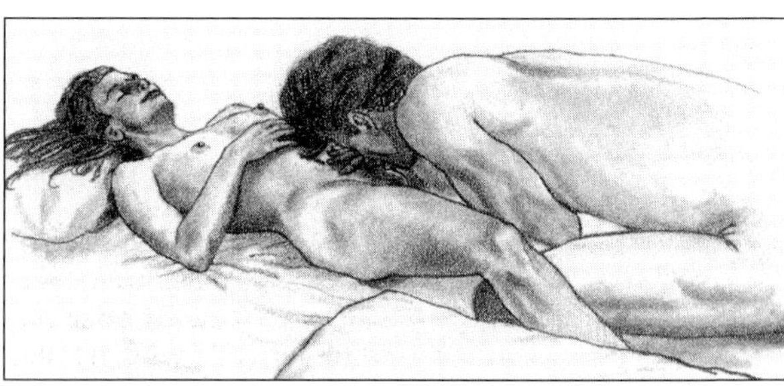

Anleitung zu Akupressur und oralem Sex

Virtueller Sex

Eine neue Variante der Sexualität, die nicht überall als solche begriffen oder anerkannt wird, ist der so genannte Cyber- oder Technosex. Unterschieden werden Computer-Rollenspiele, die eine Art Masturbationshilfe darstellen, und Data-Suits (Datenanzüge), die den gesamten Körper mit dem Computer verbinden und entsprechende Stimulatoren für Haut und Genitalien einsetzbar machen. Diese technische Abkehr von »interkorporeller«, sich gegenseitig berührender Sexualität gilt zwar noch nicht als technisch ausgereift. Ihr wird aber von einigen Sexualwissenschaftlern und Soziologen eine Zukunft vorausgesagt: Technosex sei eine soziosexuelle Revolution, ein Zeichen für schwindenden Biologismus, und zeige, wie sehr Sexualität eine kulturell veränderbare Angelegenheit sei.

»Während aus der Sicht der ›Normalos‹ in der uferlosen Welt der erotischen Abwegigkeiten etwa die Latex- und Lederszene, die Sado-Maso-Liebhaber, die ›Mann-will-wieder-Baby-sein‹-Gruppe oder die Anonymsex-Fetischisten weiterhin mit dem Stigma der Abartigkeit versehen sind, ist der Vibrator in die Kategorie des gewöhnlichen Rüstzeugs aufgerückt. Die bekennenden Nutzer haben keinen extraordinären Status mehr.«

Jost auf der Maur. In: Die Weltwoche, 29/1994

Toleranzgrenzen

Als grundsätzlich fragwürdig und nicht die Würde des anderen bewahrend, gelten sexuelle Handlungen zwischen Erwachsenen und Kindern. Nicht nur Vergewaltigung, sondern jegliche Form von Gewalt, wenn sie dazu dienen soll, jemanden gefügig zu machen oder »rumzukriegen«, wird ebenfalls als ein Eingriff in die Würde der anderen Person begriffen (dies kann auch unsichtbar, verbal oder mittels Drogen erfolgen).

Diese Grundsätze gesellschaftlicher Akzeptanz sind allerdings weitgehend Theorie. Sowohl die Ausübung sexueller Gewalt als auch die Darstellung von Heterosexualität als Gipfelpunkt »normaler Sexualität« sind Alltagserfahrungen, die sich von der Theorie der Vielfalt und der selbstbestimmten Möglichkeiten weit entfernt haben.

Der heterosexuelle Koitus ist nur eine von zahlreichen Möglichkeiten, Sex zu haben. Ob Cybersex nur eine kurzlebige Mode ist oder zur nutzbaren Zukunftspraktik für viele wird, ist umstritten.

Drogen

Champagner beim Sex gilt als anregend. Der Joint ebenso. Viele der so genannten Rausch- und Partydrogen werden als Aphrodisiaka – den Geschlechtstrieb steigerndes Mittel – benutzt.

»Am besten war es auf Speed. Da prickelte einem die ganze Haut. Und das wusste Lamont. Er nahm sich Zeit und streichelte mich überall. Ein Schauder durchflutete mich.«

Stewart O'Nan: Die Speed Queen. Reinbek bei Hamburg 1998

Räucherwaren und Chemie

Tatsache ist, dass Sex oft unter Drogeneinfluss stattfindet: Solange Alkoholkonsum und »normale« Heterosexualität im Spiel sind, greift niemand ein. Alkohol ist eine legale Droge. In kleinen Mengen genossen, kann er entspannend und enthemmend wirken. Je mehr, desto doller – was zu Kontrollverlust, Erinnerungslücken und Impotenz führen kann.

Fast alle anderen Drogen, die eine ähnliche und manchmal intensivere Wirkung haben sollen, sind mehr oder weniger illegal. Für viele Leute gilt Marihuana oder Haschisch als genusssteigernd beim Sex. Ganz gleich, welche Form man vorzieht: Die Sensitivität der Haut und der Genitalien nimmt zu, und die Wahrnehmungsfähigkeit scheint vorübergehend gesteigert zu sein. In vielen Kulturen waren oder sind Drogen aus der Hanfpflanze (Cannabis) ausdrücklich wegen ihrer aphrodisischen Wirkung beliebt. Die indische Ayurveda-Medizin kennt unterschiedliche »Liebesmittel«, vor allem Süßigkeiten, in denen Haschisch verwendet wird.

Neben Alkohol- und Cannabisprodukten gelten hierzulande vor allem Kokain und einige »Partydrogen« als luststeigernd. Kokain, das lokal angewendet betäubend wirkt, galt in der Hochkultur von Peru als das Mittel der Wahl, um Analverkehr zwischen homo- und heterosexuellen Paaren zu

He Tiger Love

Zutaten:

- 3 spanische Fliegen
- 3 EL Ganja-Ghee
- 1 Prise Zimt
- 1 Prise gemahlene Nelken
- 1 EL Muskatblüte
- 1 TL Safran
- 1/2 Tasse Honig
- 3/4 l Wasser
- 1 Prise Salz
- 4 EL Zucker

In einem schweren Gußeisen- oder Edelstahltopf den Zucker zum Schmelzen bringen, nicht aber zum Karamelisieren. Die Gewürze und die spanischen Fliegen im Mörser zerreiben, mit den anderen Zutaten in sprudelnd kochendes Wasser geben und weiterkochen, bis die Flüssigkeit auf eine Tasse eingedickt ist. Dies reicht für zwei verliebte Paare.

P.-P. Zahl: Geheimnisse der karibischen Küche. Hamburg 1998

praktizieren. Im vergangenen Jahrhundert erhielt Kokain den Ruf einer Künstler- und Sexdroge. Die Benutzung von »Koks« ist heute eine der teuersten Methoden des Drogenkonsums.

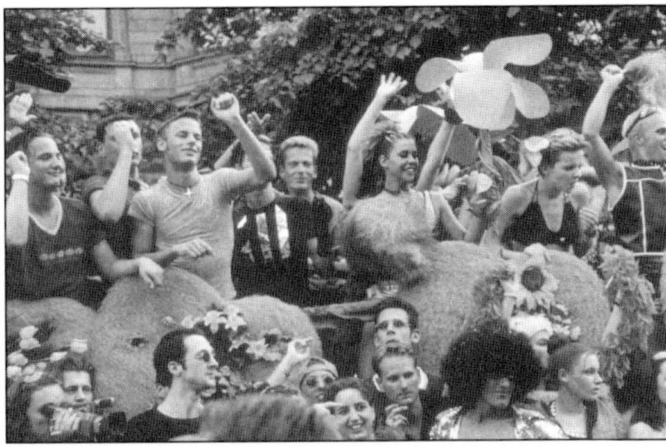

Liebe überall: Raves

Die Meinungen über Ecstasy und Speed gehen auseinander. Beides kann die sexuellen Begierden und die Ausdauer steigern, aber eben auch das Gegenteil hervorrufen, weil die Wahrnehmungsfähigkeit verändert wird.

Etwas aus der Mode gekommen als Sex-Droge ist der Mohn in Form von Opium. Bei den antiken griechischen Göttern war Opium noch beliebt; später genoss vor allem die arabische und chinesische Welt die Wirkungen der »Freudenpflanze«. Auch Bilsenkraut und Tollkirsche – heute nur noch im Arzneigarten zu finden – standen lange Zeit hoch im Kurs, um die sexuelle Erregung zu steigern oder ausdauernder zu machen.

»Kleopatras Phantasie scheint besonders kreativ geblüht zu haben; überliefert ist das Rezept ihrer ›Pharaonenspeise‹, die sie sich von ihren Liebhabern dort ablecken ließ, wo gepflegte Frauen auch sonst gut schmecken. (...) Sie brauchen: 1 Hand voll Hanfblüten, 1 Hand voll zerstoßene süße Mandeln, 1 Teelöffel Kardamom, 1 Esslöffel Butterschmalz oder Kakaobutter und Honig. Alle fein zerkleinerten Ingredienzen werden in zerlassenem Fett vermischt. Die Paste wird nach Belieben verwendet.«

Friederun Pleterski (Hg.): Verzaubern und Verführen. Die kleine Hexenküche für zwei. Wien 1998

Drogerie und Apotheke

Im Sex-Handel, in Drogerien, aber auch beim Arzt oder Apotheker sind zahlreiche Mittelchen oder Medikamente erhältlich, die sich auf das Sexleben auswirken sollen: Liebestropfen, »Dauer-Bumser-Dragees«, Hormone und Viagra. Die frei verkäuflichen Liebesdrogen werden als Mittel mit potenzsteigernder oder enthemmender Wirkung angepriesen. Sie enthalten gewöhnlich naturheilkundliche Essenzen und Vitamine bzw. Spurenelemente. Hormongaben werden verschrieben, um den körpereigenen Hormonspiegel zu stabilisieren oder zu verändern und damit sexuelle Empfindungen zu steuern.

Die Mischung aus Sex & Drugs hat Tradition. Welche Drogen legal und modern sind, unterlag und unterliegt Wandlungen, die vom kulturellen Hintergrund und herrschender Drogenpolitik abhängig sind.

Kinderwunsch

Der klassische, ungeschützte Hetero-Beischlaf kann dazu führen, dass die beteiligte Frau schwanger wird. Das klappt nicht immer, aber manchmal auch – ungewollt – sofort.

Veränderte Bedingungen

Auch wenn Mitte der 90er Jahre fast zwei Drittel der Deutschen meinten, dass ein Kind Sinn und Glück ins Leben bringe – wirklich von langer Hand geplant sind auch die meisten Wunschkinder nicht. Über den scheinbar so natürlichen und selbstlosen Kinderwunsch wird wenig reflektiert. Noch vor nicht allzu langer Zeit (und für einen Teil der Katholiken allemal noch) diente »ordentliche«, geduldete Sexualität (in der Ehe) vor allem dem Ziel, Nachkommenschaft zu erzeugen. Heute ist diese Ansicht nicht mehr vorherrschend, gehört aber zu einem der durchaus noch lebendigen Rollenklischees über Frauen. Der Zeugungslust weht zudem immer noch ein Hauch von Schicksalhaftigkeit voraus, denn die Entscheidung bleibt oft ambivalent.

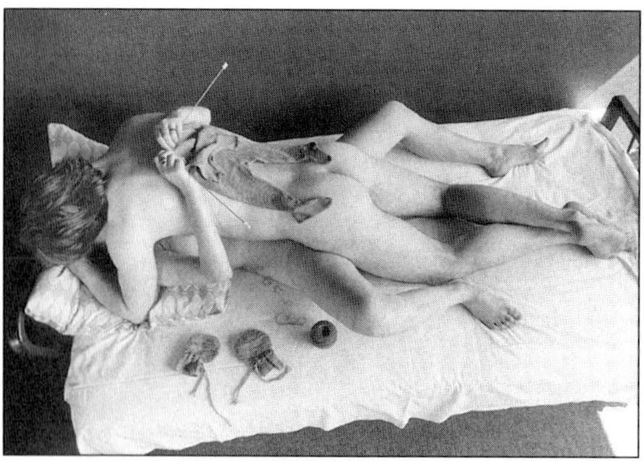

»Denkt beim Ficken schon ans Stricken«.
Plakat zur § 218-Diskussion

Entscheiden

Mit der Legalisierung und industriellen Vermarktung von schwangerschaftsverhütenden Medikamenten (für Frauen) in den 60er Jahren wurde die Verhütung immer mehr ins praktische Sexualleben eingebunden. Schwanger zu werden, ist für viele Frauen heute eher ein kalkulierbares Risiko oder eine bewusste Entscheidung geworden.

Feministinnen kritisieren, dass die üblichen, einigermaßen sicheren Antikonzeptiva mit zum Teil erheblichen Gesundheitsrisiken für die Frauen verbunden sind und ihnen allein die Verantwortung für Schwangerschaftsverhütung überlässt. Männer, die sich bei ungeschütztem heterosexuellen Koitus auf die Partnerin verlassen, gelten als unsolidarisch. Von manchen Frauen wird allerdings auch die Meinung vertreten, dass es ihr Recht sei, allein zu entscheiden, ob sie verhüten. In diesem Falle droht dem Beischläfer, der kein Kondom benutzt, eine Vaterschaft wider Willen. Die Folgen sind zwar nicht so einschneidend wie für die Frau, können aber ein Männerleben, zumindest finanziell, nachhaltig verändern.

Da Kinder in der modernen Gesellschaft nicht mehr dazu dienen, einen familiären Arbeitshaushalt langfristig abzusichern oder im streng patriarchalen Sinne männliche Erben zu sein, ist der Kinderwunsch eher psychologischer Natur und eine individuelle Entscheidung geworden. Frauen wie Männer verbinden durch eigene Kinder ein Gefühl (oder eine Illusion) von Weiterleben. Viele Frauen empfinden die Möglichkeit des Schwangerwerdens und Gebärens als eine Potenz, die sie einlösen möchten. Auch für Männer kann es eine positive Erfahrung eigener Potenz sein, eine Frau geschwängert zu haben.

Momente solcher Empfindungen oder Wünsche können erregungssteigernd sein und dazu verleiten, ungeschützten heterosexuellen Geschlechtsverkehr als besonders intensiv oder spannend zu empfinden. Es wird vermutet, dass es so etwas wie eine »Fruchtbarkeitslust« geben kann, die nicht immer einen zielgerichteten Kinderwunsch ausdrückt, sondern Spielart von hingebungsvoller oder »gefährlicher« Sexualität sein kann.

»Der Arzt, als er mir gesagt hat, dass der Schwangerschaftstest so und so und also positiv wäre, nachdem ich mir das erste Mal über die Hand gepisst hatte, wusste erst nicht, ob er mir gratulieren soll oder lieber gleich eine Abtreibung machen. Ich auch nicht. Wir hatten in der Schule die Atombombe, den Rassismus in den Vereinigten Staaten, Arno Schmidt, den Faschismus, die Unterdrückung der Frau, die zweite Natur und überhaupt eine Menge gelernt, und in Musik die Seeräuberjenny, aber das war kein Pflichtkurs, und jedenfalls hat man da schon, mit Ausnahme des Rassismus in den Vereinigten Staaten, die hier nur mit Einschränkung gelten, lauter handfeste Gründe dagegen. Gegen das Kinderkriegen.«

Birgit Vanderbeke:
Gut genug.
Frankfurt/M. 1999

Sexualität dient heute nicht in erster Linie der Fortpflanzung. Der Wunsch nach Schwangerschaft oder einem Kind entsteht manchmal ganz ungeplant oder in einer Liebeslaune.

Selbstbefriedigung

Bis vor kurzem galt sie noch als sündhaft und gesundheitsschädlich. Onanie wird heute von Ärzten und Sexualpädagogen als ungefährlich angesehen. Der Quicki mit sich selbst hat Konjunktur.

Teuflisches Laster?

Der Umgang mit Selbstbefriedigung zeigt exemplarisch, wie rapide sich die Sitten im Zusammenhang mit Sexualität wandeln können. Zu Beginn des 20. Jahrhunderts wurde in den beliebten Gesundheitsbüchern für die Familie u. a. vor nachstehenden Folgen (männlicher) Onanie gewarnt: Mattigkeit, Abgeschlagenheit, Energielosigkeit, Gedächtnisschwäche, Schwindel, Kopfwallungen, Kopfschmerz, Stottern, Nachlassen der Sehkraft, reizbare Stimmungen, Kraftlosigkeit, Zittern, Taubheit, Kältegefühle und Brennen in Muskeln und Rücken, Herz- und Rückenmarksschwächen, Verdauungsprobleme, Dispositionen zu Rheuma, Neuralgien und Diabetes.

In den 50er Jahren hieß es – eher aus Anstandsgründen – für die meisten Kinder und Jugendlichen: Hände über die Bettdecke!

Nina Hagen konnte in den 80er Jahren immerhin noch einen kleinen Skandal auslösen, als sie sich in einer Talkrunde im Fernsehen in eindeutiger Manier zwischen die Beine fasste.

»Wenn der Arzt dann scharf blickend das Kind mustert, wird er schnell herausfinden, dass das Kind dem Laster der Onanie verfallen ist, einer Leidenschaft, die sogar Erwachsene treiben und die einem jämmerlichen, langsamen Selbstmord gleichkommt, ein Laster, dem weit mehr ihre Energie, Kraft, Gesundheit, ja das Leben frühzeitig opfern, als allgemein bekannt ist.«

H. Mayer: Hygiene und Kräuterheilkunde. Altona-Langenfelde 1910

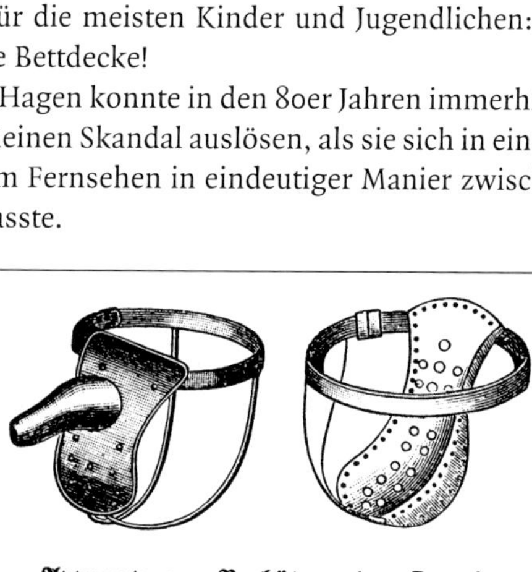

Apparate zur Verhütung der Onanie
für Knaben. für Mädchen.

Aus: Heimlichkeiten der Frauenzimmer. Leipzig 1851

Männer tun es öfter, aber Frauen haben in den vergangenen zwanzig Jahren munter aufgeholt. Ob diese Beobachtungen wirklich stimmen, sei dahingestellt – es kann auch sein, dass Frauen weniger darüber reden. Vor allem aber ist die Wahrnehmung aktiver, eigenständiger weiblicher Sexualität eine ziemlich neue Angelegenheit: Sie wurde lange Zeit schlicht negiert. (Aus diesem Grund sind in den alten Warnungen vor kindlicher Masturbation nur Knaben genannt; und aus dem gleichen Grund hat man vor 100 Jahren, als Homosexuellen von der Schulmedizin ihre »Perversionen« ausgetrieben werden sollten, fast nur männliche Schwule unters Messer gezwungen.)

Fit mit Fun?

Onanieren – »sich einen runterholen« – ist nach heutigen psychologischen und medizinischen Erkenntnissen sowie den Praxistests der masturbationserfahreneren Generationen seit den 60er Jahren ein netter, billiger Zeitvertreib. Einen Orgasmus zu erleben, macht weder schwach noch blass, sondern das Gegenteil. Der Kreislauf freut sich – das schafft für kurze Zeit Entspannung.

Die heutige Mode, Selbstbefriedigung als Dauerregulator gegen jede schlechte Stimmung anzubieten, stößt allerdings auch auf vorsichtige Kritik von ganz ungewohnter Seite. Nicht katholische Bischöfe, sondern der damals 80-jährige Sexualwissenschaftler und -reformer Ernst Bornemann warnte 1994 vor der bedingungslosen Anpreisung der Onanie. Oft zu masturbieren, habe zwar keine körperlichen Störungen zur Folge, sei aber eben auch nicht besonders »fortschrittlich« oder gar ein Zeichen besonderer Sensibilität. Jedoch könne Onanie den Charakter von Konsumverhalten einnehmen, das Illusionen und Phantasien zur sexuellen Realität erhebt.

»Ich schätze, ich bin da ziemlich prosaisch. Wenn ich den Drang verspüre, gehe ich ins Schlafzimmer und ziehe meine Unterhose aus. Ich setze mich mit dem Rücken zur Wand auf's Bett, mit geöffneten Beinen und zusammengepressten Füßen. Ich besitze die beiden Bücher von Nancy Friday über sexuelle Phantasien und habe alle meine Lieblingsphantasien angekreuzt; also blättere ich sie durch, entscheide mich für eine, die mich gerade erregt, nehme etwas Gleitmittel und gehe zur Sache. Um mir's zu besorgen, brauche ich nicht mehr Zeit als zum Kochen einer Tasse Kaffee!
Fiona, 22, Empfangsdame«

aus: Tracey Cox: Hot Sex. Auf den Höhe-Punkt gebracht. München 1999

Mit Masturbation kann man lernen, wie der eigene Körper funktioniert. Onanie gilt heute nicht als »Notbefriedigung«, sondern als eigenständige sexuelle Praktik.

Sexualität in Frühzeit und Altertum

In den alten Gesellschaften diente Sexualität vorwiegend der Fortpflanzung und materiellen Zwecken. Auch eheliche Verhältnisse gab es bereits, und außereheliche Sexualität war zwar üblich, doch weitgehend Männern vorbehalten.

»Von den Klinen erhoben haben sich die trunkenen Gäste auf der Schale des Pedieusmalers im Louvre. Angeregt vom Wein geben sie sich einem hemmungslosen Sexualrausch hin, der mit einer Ausnahme stets mehrere Personen im Geschlechtsakt miteinander vereinigt. Soweit der fragmentarische Zustand des Gefäßes erkennen lässt, wird ausschließlich Fellatio und Analverkehr von den Frauen verlangt.«

Carola Reinsberg: Sexuelle Dienste der Hetären. In: Herrad Schenk (Hg.): Frauen und Sexualität. Ein historisches Lesebuch. München 1995

Matriarchat oder Patriarchat?

Die Anthropologen sind sich nicht einig darüber, ob die Menschen der Frühzeit überwiegend in mutterrechtlichen oder bereits patriarchalischen, allein von Männern bestimmten Verbänden lebten. Übereinstimmend jedoch wird den ersten Jägern und Sammlern ein Sexualverhalten nachgesagt, das wechselnde Kontakte zuließ und noch nichts vom realen Anteil des Mannes an der Zeugung von Kindern wusste.

Man zeigte sich nackt, solange es nicht zu kalt dafür war, und kannte nicht das, was wir heute unter Intimität verstehen. Geschlafen wurde mit vielen anderen zusammen, man wärmte sich gegenseitig und vögelte auch unter Zeugen – schon aus Sicherheitsgründen. Geburt und Tod, Essen und Sexualität fanden in der Gemeinschaft statt, die allerdings ihre eigenen Rituale und Gebote aufwies.

Figurenfundstücke, Höhlenmalereien wie auch Mythen und Sagen berichten von sexuellen Handlungen und sexuellen Tabus: In vielen der alten Gesellschaften war es den Frauen verboten, Verkehr während der Menstruation, Schwangerschaft oder Stillzeit zu haben. Andere Darstellungen zeigen männliche Polygamie und Vergewaltigung von Frauen aus sakralen, kriegerischen oder Gründen der Gastfreundschaft. Aber man findet auch Kämpferinnen, Göttinnen und Männerfiguren ohne Penis sowie Berichte über gleichgeschlechtliche Sexualität und dem, was heute bei uns als Sex mit Kindern oder Inzest – auch zwischen Mutter und Sohn – verstanden wird. Im alten Ägypten waren sowohl die Geschwisterehe als auch die Vielweiberei verbreitet, Eheverträge regelten das Zusammenleben, und weiblicher Ehebruch war streng verboten.

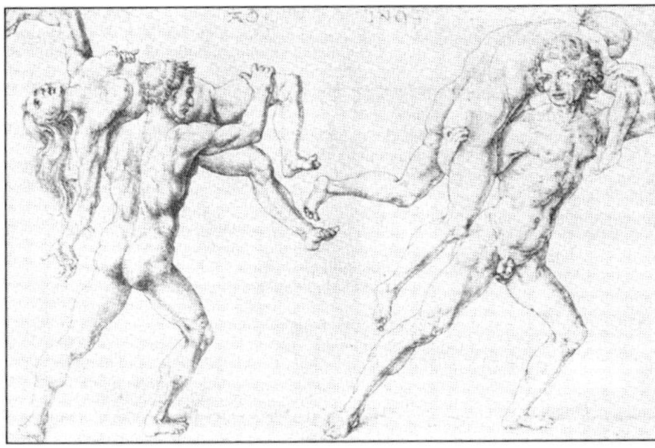

Albrecht Dürer, Raub der Sabinerinnen

Ehe-Sitten

Im griechischen Sparta lebten Männer bis zu ihrem 30. Lebensjahr in soldatischen Einrichtungen und nicht mit den Frauen zusammen, obgleich mit etwa 18 Jahren geheiratet wurde. Sexualität war streng auf Nachkommenschaft orientiert, zeitweise wurde deshalb sogar geduldet, dass Frauen Geschlechtsbeziehungen mit mehreren Männern oder unfreien Fremdarbeitern hatten.

Im alten Athen wurden die Frauen unter männlicher Vormundschaft und sehr jung verheiratet. Verwandtenehen, sogar zwischen Halbgeschwistern väterlicher Linie, waren erlaubt. Ehebruch galt für Frauen als schweres Verbrechen; Männer hatten außereheliche sexuelle Kontakte mit Sklavinnen und Konkubinen, Prostituierten, Hetären (Nichtathenerinnen vornehmer Herkunft) und anderen Männern.

Im alten Rom existierten unterschiedliche Eheformen, je nachdem, ob die Frau bei ihrer Verheiratung aus der väterlichen Gewalt in die Gewalt des Ehemannes überging oder nicht. Mädchen galten mit 12, Jungen mit 14 Jahren als heiratsfähig. Ehescheidungen waren zeitweise sehr verbreitet.

»Petronius liebte es, Erwachsene zu malen, die das ›unreife kleine Werkzeug‹ von Jungen befühlen, und seine Darstellung der Vergewaltigung eines sieben Jahre alten Mädchens, bei der Frauen in einer langen Reihe um das Bett herum Beifall klatschen, zeigt, dass auch Frauen bei solchen Dingen eine Rolle spielten.«

Lloyd deMause: Evolution der Kindheit. In: Lloyd deMause (Hg.): Hört ihr die Kinder weinen. Eine psychogenetische Geschichte der Kindheit. Frankfurt/M. 1980

Sexualität ist so alt wie die Menschheit. Aber was verboten, üblich oder modern war, hat sich immer wieder verändert.

Antike Lesben und Schwule?

Gleichgeschlechtliche und Bisexualität war in vielen alten Kulturen bekannt. Die Knabenliebhaber im patriarchalen Athen und die Frauen von Lesbos gelten als historische Homosexuelle.

»Scheinen will mir, dass er den Göttern gleich ist, jener Mann, der neben dir sitzt, dir nahe auf den süßen Klang deiner Stimme lauscht und, wie du voll Liebreiz ihm entgegenlachst: doch fürwahr, in meiner Brust hat dies die Ruhe geraubt dem Herzen. Wenn ich dich erblicke, geschieht's mit einmal, dass ich verstumme. Denn bewegungslos liegt die Zunge, feines Feuer hat im Nu meine Haut durchrieselt, mit den Augen sehe ich nichts, ein Dröhnen braust in den Ohren, und der Schweiß bricht aus, mich befällt ein Zittern aller Glieder, bleicher als dürre Gräser bin ich, dem Gestorbensein kaum noch ferne erschein ich mir selber.«

Sappho (ca. 630/20 v. Chr. – 550 v. Chr.). Zit. nach: Alexandra Busch/Dirck Linck (Hg.): Frauenliebe. Männerliebe. Eine lesbisch-schwule Literaturgeschichte. Frankfurt/M. 1999

Androgyne Mythen

In Mythen und vielen indoeuropäischen Religionen sind Darstellungen androgyner oder bisexueller Figuren zu finden, die Frau und Mann in einem Körper zeigen oder mit zwei Köpfen und vier Armen ausgestattet sind. Auch weiblich-männliche Zwillingspaare in der Mythologie berichten von der Idee, dass in einem Körper männliche und weibliche Anteile vereint sein können. Shiva und Shakti-Kali sind urandrogyne Figuren, die eine weibliche und eine männliche Seite haben. Brahma und Vishnu sind bisexuelle Wesen; und auch das Mandala von Ying und Yang repräsentiert androgyne Vorstellungen. In der griechischen Schöpfungsmythologie ist die erstgeborene Gottheit der zweigeschlechtliche Eros (oder Phanes) mit einer weiblichen Hälfte (Psyche).

Männerliebe

In der Antike, in Griechenland, aber auch im alten Rom, galt Sex zwischen Männern als normal. Nach dem römischen Gesetz durfte ein Mann, der bei der »Verführung« einer verheirateten Frau ertappt worden war, von deren Ehemann getötet oder vergewaltigt werden. Nicht das, was nach unserem heutigen Verständnis ein liberaler Umgang mit Homosexualität ist, zeichnete die Antike aus, sondern die Duldung jeglicher Penetrationsmöglichkeiten für den (freien) Mann. Ausschlaggebend für Verbote war nicht das Geschlecht, sondern sozialer Status und Rolle. Gebumst wurde alles, was als »Nichtmann« zählte: Frauen, Knaben, Sklaven, auch Eunuchen. Männliche Prostitution gab es wie weibliche, und vor allem die »Knabenliebe«, die sexuellen Spiele erwachsener Männer mit männlichen Jugendlichen, erfreute sich großer Beliebtheit.

Schon damals hatte Sexualität viel mit Macht zu tun: In Athen und Rom waren erotische Beziehungen zwischen Männern nur geduldet, wenn der »Bürger« sie mit einem »Nichtbürger« einging und seine Macht auch im sexuellen Kontakt nicht abgab. Oralverkehr war beispielsweise nur erlaubt, wenn der Bürger sich mit dem Mund befriedigen ließ.

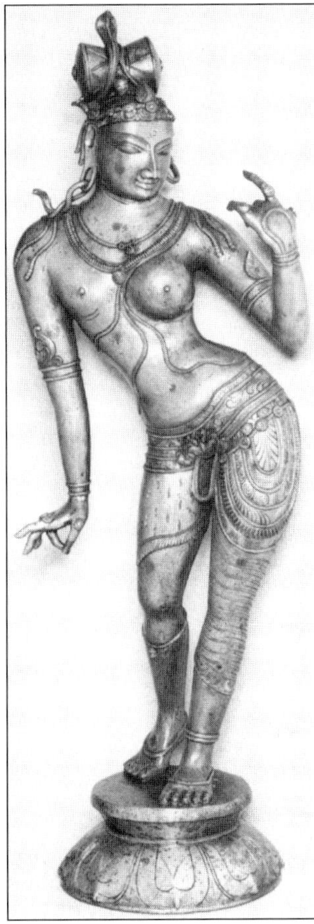

Ardhanarishvara, Südindien, 20. Jh., Gottheit, geteilt in eine weibliche und eine männliche Körperhälfte.

Frauenliebe

Im 6. Jahrhundert vor unserer Zeitrechnung lebte auf der griechischen Insel Lesbos die Dichterin Sappho. Ob in ihrem »Mädchenkreis«, der sich dem »weiblichen Prinzip« verschrieben hatte, neben Kunst, Musik, Tanz, Literatur und Philosophie auch die romantische lesbische Liebe gepflegt wurde, gilt heute als umstritten. Für griechische Zeitgenossen war Sappho eine große Dichterin, ebenso bedeutend wie Homer. Die wenigen ihrer vor der Verfolgung geretteten Textfragmente geben darüber widersprüchliche Auskunft.

Die überlieferten der zahlreichen griechischen und römischen Philosophen, Poeten und Chronisten – zum Beispiel Cicero, Petronius und Platon – berichten jedoch übereinstimmend von homoerotischen Liebespraktiken zwischen Männern, die äußerst patriarchal reglementiert waren.

Sexuelle Kontakte zwischen Männern waren in der Antike üblich, unterlagen aber strengen Standeseinschränkungen und Gesetzen, die mit heutigen Vorstellungen von Homosexualität nicht zu vereinbaren wären.

Sittenloses Mittelalter?

Erst mit Beginn der Neuzeit gelang es der christlichen Kirche, die Ehe- und Sexualmoral zu vereinheitlichen. Während der Hexenverfolgungen wurden Hunderttausende Frauen umgebracht.

»Ein mittelalterlicher Ritter hätte sich lächerlich gemacht, wenn er ein Mädchen, das ihm gefiel und dem er irgendwo allein begegnete, nicht vergewaltigt hätte.«

Jos van Ussel: Sexualunterdrückung. Geschichte der Sexualfeindschaft. Reinbek 1970

Familienformen

Schon bei den germanischen Stämmen existierten mehrere Eheformen, die sich durch materielle Zweckmäßigkeit und gesellschaftliche Anerkennung unterschieden: Die »Muntehe«, bei der die Frau vom Ehemann gekauft wurde, diente der Besitzwahrung oder Anhäufung politischer Macht. Daneben gab es die »Friedelehe« und die »Kebsehe«, meist ein ausschließlich sexuelles Verhältnis. Wohlhabendere Männer hatten oft mehrere Friedel und Kebsweiber neben der Munt-Ehefrau. Erst Mitte des 16. Jahrhunderts eroberte die christliche Kirche die Zuständigkeit über das Eherecht und setzte die vom Priester geschlossene Einehe durch.

Hans Baldus, gen. Grien: Zwei Hexen, 1523

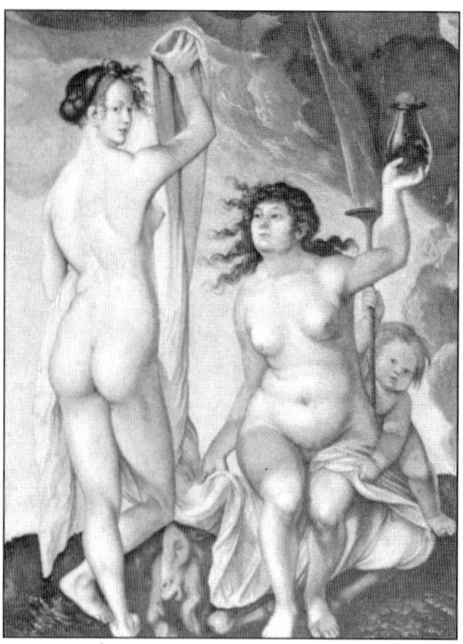

Nicht nur die Armen, sondern auch Edelleute lebten in großen »Familien« zusammen, zu denen nicht nur die biologische Verwandtschaft zählte. Sowohl auf dem Land als auch in den damals noch kleinen Städten waren Arbeitsplatz und Wohnung meist identisch – man spricht deshalb vom »Ganzen Haus«. Kindererziehung, Mutterliebe im heutigen Sinne, aber auch die Liebesehe, gab es ebenso wenig wie intime Schlafzimmer oder die Trennung zwischen »öffentlich« und »privat«. Es war im Mittelalter üblich, nackt und mit mehreren Personen in einem Raum oder Bett zu schlafen. Noch bis ins 18. Jahrhundert galt Selbstbefriedigung in manchen Gegenden nicht als

Sünde. Vor- und außerehelicher Geschlechtsverkehr und sexuelle Kontakte Erwachsener zu Jugendlichen waren üblich.

Die Kehrseite dieser scheinbar idyllischen Zustände von freiem sexuellem Umgangs: Fürsten und »Hausherren« hatten immer die Macht über die Sexualität aller Untergebenen, und dazu gehörten die Frauen. Vergewaltigung war eine übliche, gesellschaftlich geduldete Form des sexuellen Kontakts.

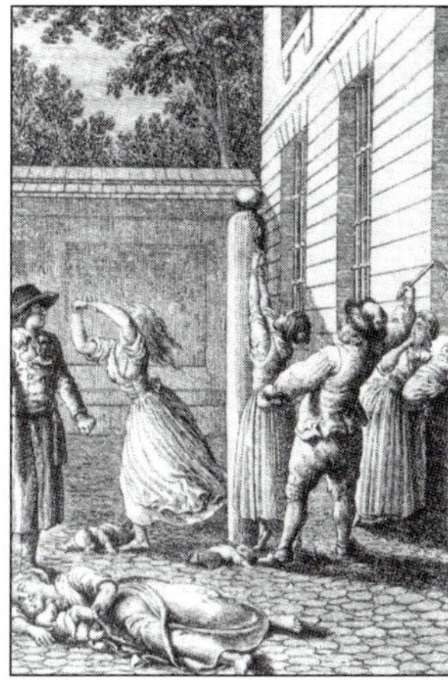

D. Chodowiecki: Auspeitschung von Frauen, 1782

Verfolgung der »Weisen Frauen«

Bereits vor und während der Hexenverfolgungen hat es »selbständige« Frauen gegeben, zum Beispiel einflussreiche und mächtige weibliche Orden (wie die Beginen), und eine gewisse Anerkennung der »Weisen Frauen«, die für sämtliche Heilkunst, zu der auch Empfängnisverhütung und Geburtshilfe zählten, zuständig waren.

Mit Beginn der Inquisition (12. Jahrhundert) wurden die christlichen Kirchenlehren mit Gewalt und kriegerischen Methoden vereinheitlicht. Vor allem im 16. und 17. Jahrhundert wurden Hunderttausende Frauen gefoltert und verbrannt – auf Anweisung des Papstes und anderer kirchlicher Würdenträger. Die Verfolgung der »Hexen« fand oft mittels phantasievoller Anklagen über deren Sexualität statt: angeblich luststeigernden Hexensalben oder Gemeinschaftsorgien mit dem Teufel. Wichtiger Inhalt päpstlicher Dekrete war aber auch, dass Hexen männliche Impotenz herbeizaubern, Geschlechtsverkehr zwischen Mann und Frau verhindern könnten und ihnen Mittel zur Empfängnisverhütung und Abtreibung bekannt waren.

»Wenn irgendeine Frau … ihren weiblichen Körper derartig verändert, dass sie keine Kinder mehr haben kann, büße sie sieben Jahre, fünf davon mit Wasser und Brot, darüber kleide sie bei den Armen drei als weiße Engel oder mache Kleider für die Kirche und gebe viele Spenden und vermehre sie darüber hinaus noch, damit sie nicht des Totschlags angeklagt wird.«

Merseburger Bußordnung (christl. Verordnung, 8. Jh.)

Im »Ganzen Haus« verfügte der Patriarch über sexuelle Rechte an allen untergebenen Frauen.
Die Hexenprozesse wandten sich gegen Schwangerschaftsverhütung und weibliche Medizinkunde.

Bürger- und Proletensex

Mit der Industrialisierung und der Vergrößerung der Städte änderten sich die Lebensverhältnisse, die Familienstrukturen und damit der Umgang mit Sexualität.

»Die sozialen Veränderungen in den Positionen von Mann und Frau führten zu einem Wandel der Vorstellungen über das Wesen der Geschlechtscharaktere. Seit dem Ende des 18. Jahrhunderts setzten sich neue Definitionen durch, die sich nicht mehr an den sozialen Funktionen der Geschlechter orientierten, sondern allgemeine, abstrakte Eigenschaften als für Männer und Frauen jeweils typische ausgaben. Diese Eigenschaften erschienen als im Innern des männlichen oder weiblichen Menschen angelegt. Dabei wurden biologische Ausstattung und gesellschaftliche Überformung miteinander vermengt.«

Heidi Rosenbaum: Formen der Familie. Frankfurt/M. 1982

Neue Familienideologie

Bereits im 18. Jahrhundert nahm Manufakturarbeit zu, und immer mehr Menschen zogen in die Städte. Die Industrialisierung und die Entstehung der Bürger als herrschende Klasse veränderten schließlich das Familienleben und die Familienideologie vollständig. Die Abtrennung der Erwerbsarbeit für Hauptbereiche der Warenproduktion aus dem »Ganzen Haus« war Basis für Emanzipationsprozesse, die heute selbstverständlich erscheinen: Der Patriarch, ob »Hausvater« des Handwerksbetriebes, Bauer oder Fürst, wurde seiner Rechts- und Schutzfunktionen über andere beraubt und war ab jetzt nur noch Familienoberhaupt, nicht mehr Chef des Arbeitsverhältnisses. Durch die Zunahme der unselbständigen Erwerbstätigkeit erhielten Familienangehörige (Verwandte, Kinder und Gesinde) die Möglichkeit zu eigenem Verdienst, sie wurden »frei«, auch in Fragen des Ortsaufenthaltes und der Eheschließung.

Entstehung der Hausfrau und der Prüderie

Zuerst im Bürgertum änderte sich das Familien- und Frauenleitbild: Die »Frauenwelt« der Hausfrau und Mutter entstand – Kinder, Küche und Kirche. Dieses Ideal hatte etwas mit Luxus zu tun, denn die Pflege des Haushalts und die Aufsicht über die Erziehung der Kinder war bis dahin nebenbei und nicht abgetrennt vom übrigen Arbeitsleben erledigt worden. Die Konzentration auf Kindererziehung sowie die heute noch wirksamen Geschlechtsrollenklischees haben hier ihren Ursprung – die »gute Kinderstube« wurde erfunden und Frauen für das Gefühlsleben zuständig gemacht.

Kirche und Staat sowie die neu entstandenen bzw. einflussreich gewordenen Fachwissenschaften (Medizin, Erziehung) sorgten für neue Kontrollmechanismen auch im Bereich des Privaten. Im Bürgertum entstand die Prüderie in Abgrenzung zur Frivolität des Adels und »Sittenlosigkeit« des einfachen Volkes. Bis ins 18. Jahrhundert hatte Weinen nicht als unmännlich gegolten. Die Beherrschung von Trieben und Affekten, »Anstand und Moral« wurden nun zum modernen sexuellen Leitbild, dessen Folgen und Wirksamkeit heute noch spürbar sind. Zur gleichen Zeit entstand die Umdeutung von Arbeit als Tugend und nicht mehr als Strafe.

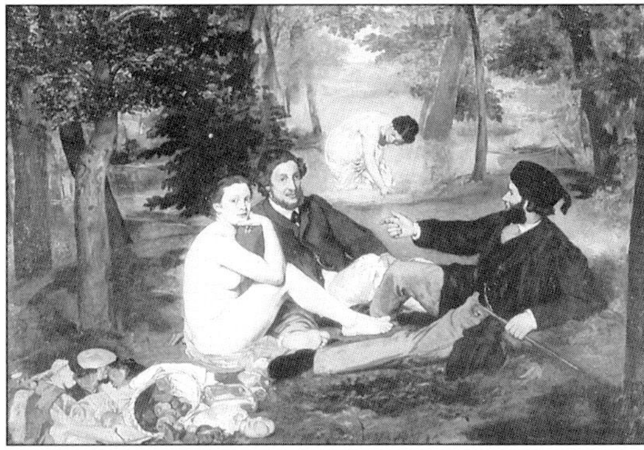

Edouard Manet:
Das Frühstück im Freien,
1863

Die meisten Menschen des 19. Jahrhunderts lebten allerdings nicht in bürgerlichen Verhältnissen. Die freien Lohnarbeiter (Proletarier) hatten andere Probleme zu lösen, als sich um sexuellen Anstand zu bemühen: Die Industrialisierung führte zuerst zu einer Massenverelendung, die von beengten Wohnverhältnissen, Epidemien, Unterernährung sowie Männer-, Frauen- und Kinderarbeit unter gnadenlosen Bedingungen bestimmt war. Man arbeitete 12 Stunden am Tag in der Fabrik, sechs Tage in der Woche. Mehrere Familien teilten sich gewöhnlich eine Wohnung, oder es wurden Untermieter und »Schlafgänger« aufgenommen. Es dauerte bis weit ins 20. Jahrhundert, bis sich das bürgerliche Familien- und Ehe-Ideal für größere Schichten der Bevölkerung durchsetzen konnte.

Die moderne Familie ist als eine Begleiterscheinung der Industriegesellschaft entstanden. Privatheit, Intimität und die heute üblichen Geschlechtsrollenklischees stammen aus dem 19. Jahrhundert.

Sexualaufklärung und Volkshygiene

Der Prüderie und dem Ordnungswahn der Bürger folgte zu Beginn des 20. Jahrhunderts eine kurze Phase der Liberalisierung. Im Nationalsozialismus wurde Sexualität dann zum eugenischen Programm.

Geschichte der Sexualforschung

Das Interesse der wissenschaftlichen und staatlichen Einflussnahme galt keineswegs nur der Kinderzahl der Bürgerinnen und Bürger. Die Vorläufer der Sexualforschung interessierten sich Mitte des 19. Jahrhunderts vor allem für so genannte »Perversionen« und damit auch die gleichgeschlechtliche Sexualität. Homosexualität wurde von Medizinern als »krank« definiert und mit lebensbedrohlichen Drogen oder Operationen »behandelt«. Eine Vielzahl von Arbeiten beschäftigte sich zudem mit der Erbringung wissenschaftlicher Beweise dafür, dass Hochschulbildung oder Berufstätigkeit zu Frigidität oder Unfruchtbarkeit von Frauen führe. Bis weit ins 20. Jahrhundert wurden ebenfalls von medizinischer Seite gravierende gesundheitliche Schäden als Folge von Onanie behauptet.

Anzeige des Deutschen Bundes für Mutterschutz in den 30ern

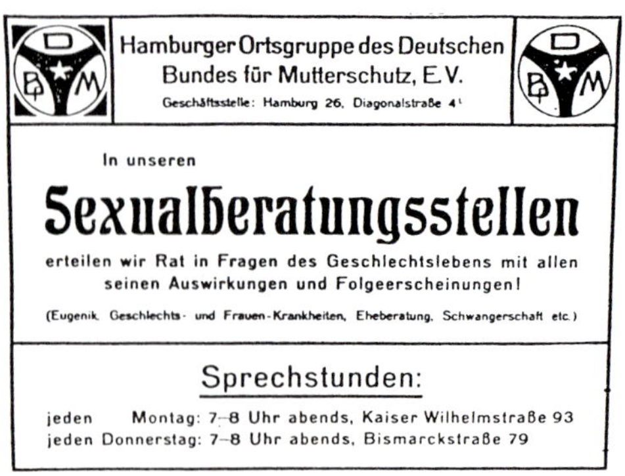
Hamburger Ortsgruppe des Deutschen Bundes für Mutterschutz, E.V.
Geschäftsstelle: Hamburg 26, Diagonalstraße 4 I
In unseren
Sexualberatungsstellen
erteilen wir Rat in Fragen des Geschlechtslebens mit allen seinen Auswirkungen und Folgeerscheinungen!
(Eugenik, Geschlechts- und Frauen-Krankheiten, Eheberatung, Schwangerschaft etc.)
Sprechstunden:
jeden Montag: 7–8 Uhr abends, Kaiser Wilhelmstraße 93
jeden Donnerstag: 7–8 Uhr abends, Bismarckstraße 79

Nach dem Ersten Weltkrieg schien zunächst eine Wende zu Liberalisierungen einzutreten. Vor allem im Zusammenhang mit den Kämpfen und Auseinandersetzungen um bessere Arbeits- und Lebensbedingungen für die Arbeiterschaft setzten sich vorübergehend juristische Lockerungen durch – zum Beispiel wurden empfängnisverhütende Mittel erlaubt. Der

Kampf gegen den Abtreibungsparagraphen 218 wurde zum Symbol linker und Frauenpolitik. Vor allem sozialdemokratische Frauen und Männer, aber auch KPDler, setzten sich für Sexualaufklärung, Verbesserung von Hygiene und medizinischer Versorgung der Bevölkerung ein. Ihre Argumente waren allerdings meist vom Ziel eines gesunden, arbeitsamen Volkes geprägt.

Von »freier Liebe« zur »Rassenhygiene«

In den 20er Jahre bildete sich, vor allem in Berlin, eine einflussreiche Intellektuellenszene, die linken Ideen meist aufgeschlossen gegenüberstand, vor allem aber auch kulturelle und sexuelle Libertinage pflegte: Ablehnung der Ehe, »freie Liebe«, gleichgeschlechtliche sexuelle Beziehungen und Emanzipation bzw. Gleichberechtigung der Frau auf allen Gebieten wurden diskutiert oder sogar gelebt. Um 1925 veranstalteten allein in Berlin etwa 50 Bars und Clubs lesbische Feste und Treffen; es gab mehrere Vereine, der größte hatte 48 000 Mitglieder!

Bereits Ende der 20er Jahre zeichnete sich ein Ende dieser Freizügigkeiten ab. Mit dem Wahlsieg der Nationalsozialisten setzten sich neue, rigide Ehe- und Familiengesetze durch, und Homosexuelle wurden als »abartig« verfolgt. Der »gesunde deutsche Volkskörper« galt nun als einziges Ziel von Sexualität. Die eugenischen Vorstellungen, die seit der Jahrhundertwende auch bei den Linken Einfluss gewonnen hatten, setzten sich durch: Zwangssterilisationen von Behinderten, »Minderwertigen« und »Asozialen« und das Verbot des sexuellen Kontaktes zwischen »Juden« und »Ariern« auf der einen, Mutterkreuz und Verbot von Schwangerschaftsverhütung auf der anderen Seite wurden zum realen Horrorszenario »rassenhygienischer« Sexualpolitik.

»Zehn Leitsätze für die Gattenwahl!
1. Gedenke, dass du ein Deutscher bist!
2. Du sollst Geist und Seele rein erhalten!
3. Halte deinen Körper rein!
4. Du sollst, wenn du erbgesund bist, nicht ehelos bleiben!
5. Heirate nur aus Liebe!
6. Wähle als Deutscher nur einen Gatten gleichen oder artverwandten Blutes!
7. Bei der Wahl deines Gatten frage nach seinen Vorfahren!
8. Gesundheit ist Voraussetzung auch für äußere Schönheit!
9. Suche dir für die Ehe nicht einen Gespielen, sondern einen Gefährten!
10. Du sollst dir möglichst viele Kinder wünschen!«

»Rassenkunde«-Schulungsmaterial in der NS-Frauenschaft. Zit. nach: Claudia Koonz: Mütter im Vaterland. Frauen im Dritten Reich. Freiburg i. Br. 1991

Im 19. Jahrhundert übernahm der bürgerliche Staat das Monopol der Kirche, Regeln und Verbote für den Bereich des Zusammenlebens aufzustellen. Seitdem ist Sexualität politischer Spielball im Bereich der Volksgesundheit.

Hetero und hetera

Heterosexuell bedeutet laut Wörterbuch: andersgeschlechtlich, für das andere Geschlecht empfindend, sexuell auf das andere Geschlecht bezogen.

»Die neu vermählte Frau ist im Geschlechtsverkehr in der Regel mehr oder weniger ›kalt‹. Sie muss zur Liebe (...) erzogen werden. Gelingt diese Erziehung dem Gatten nicht (meistens weil er sich keine Mühe dazu gibt), so bleibt sie frigide.«

Theodor Hendrik van de Velde: Die vollkommene Ehe. 1926

Alles natürlich?

Die meisten Menschen gelten als heterosexuell orientiert. Ob dies wirklich zutrifft, ist umstritten, weil Heterosexualität sowohl traditionell als auch in den meisten Kulturen für die (einzig) »normale« Sexualität gehalten wird. Von Seiten der Kritikerinnen und Kritiker wird deshalb auch von »erzwungener Heterosexualität« (Adrienne Rich) gesprochen. Etwas witziger drückte das ein Frauenbewegungsslogan der 80er Jahre aus: Jede Frau ist lesbisch, die meisten wissen es bloß nicht!

In der Tat hat die sexuelle Anziehung zwischen Frau und Mann viel weniger mit Natur zu tun, als es das Biologiebuch vermuten lässt. Zwar sind die äußeren Geschlechtsorgane der Menschen in den meisten Fällen eindeutig als weiblich oder männlich einzuordnen, aber die menschliche Sexualität ist mehr als ein Fortpflanzungstrieb. Sie ist eher ein kulturelles Erbe und deutlich geprägt von gesellschaftlichen Normen und persönlichen Erfahrungen – eine wilde Mischung aus Lust und Ängsten, Wünschen und Enttäuschungen, die auf der Folie der eigenen Kindheit und der vorhandenen Umgebung zusammengebraut wird.

Szene aus dem Film »Schmetterlinge weinen nicht«

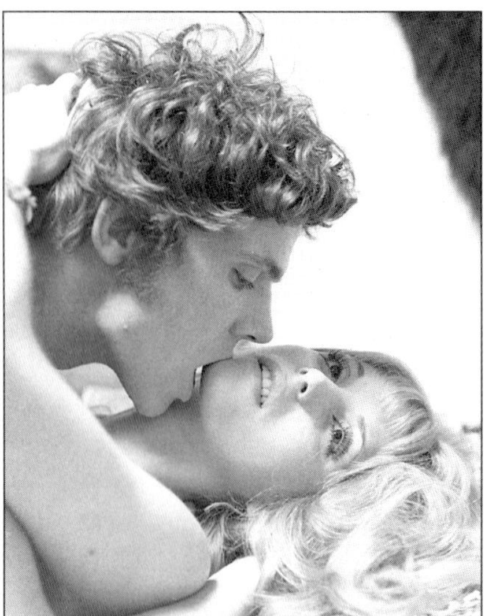

Es ist heute unbestritten, dass Sexualität in der Geschichte der Menschheit sehr unterschiedlich gelebt und gefühlt wurde: In der griechischen Antike galt mit gewissen Einschränkungen der sexuelle Kontakt zwischen Männern für genauso normal wie zwischen Mann und Frau, in langen Zeiträumen des Mittelalters und der Neuzeit war Sexualität zumindest in legaler Form der Ehe nur mit Erlaubnis von Kirche und Adelsherren möglich, und eine Heiratserlaubnis erhielten keineswegs alle Untertanen. In der christlichen Tradition wurde Sexualität zwischen Mann und Frau lange allein als Pflichtübung zur Kinderproduktion – oder als Sünde – begriffen.

Nicht alle Heten dürfen

Im heutigen Verständnis ist praktizierte Heterosexualität auch für Frauen nicht mehr zwingend geknüpft an den Kinderwunsch und/oder das Eingehen einer Ehe. Allerdings spielt dieses Bild nach wie vor eine nicht unwichtige Rolle in einigen Bereichen der Gesellschaft, insbesondere in radikalchristlichen Kreisen. Das Pendant dazu ist die Vorstellung, dass der Mann, der mit einer Frau sexuell verkehrt, sie (zumindest bei Eintreten einer Schwangerschaft) heiraten und für ihren Lebensunterhalt aufkommen muss, wenn er nicht ehrlos handeln will.

Hetero-Sex gilt heute weitgehend als eine Art Menschenrecht oder Grundbedürfnis. Mit Einschränkungen wird der Wunsch danach jeder Frau und jedem Mann im geschlechtsreifen Alter zugestanden. Die Einschränkungen sind allerdings nicht unerheblich: Juristisch begrenzt wird dieses Bedürfnis zum Beispiel prinzipiell für inhaftierte Frauen und Männer und für Jugendliche unter 16.

Ganz ohne Gesetzesbeschränkungen wirken aber noch zahlreiche weitere Tabus: Heterosexuelle Paare, die offen promiskuitiv leben, also häufig wechselnde weitere Geschlechtspartner haben, gelten als unnormal. Alten Menschen, vor allem Frauen, wird in der Regel Asexualität unterstellt. Mütter mit kleinen Kindern unterliegen unausgesprochenen Regeln, die eine gewisse sexuelle Bedürfnislosigkeit, zumindest aber Beständigkeit in der Wahl ihrer Sexpartner verlangen.

»Der starke Trieb, der Mann und Frau zueinander und zur Vereinigung drängt, gehört zu den tief eingewurzelten, dunklen Kräften, mit denen die Natur das Leben und die Art ihrer Geschöpfe sichert. Diesen Trieb zu vermenschlichen, das heißt, Begierde in menschliche Nähe und Wollust in Zärtlichkeit umzumünzen, gehört zu den schwierigsten, aber auch zu den schönsten Aufgaben im Leben jedes Mannes und jeder Frau.«

Was ist was? Unser Körper. Von der Zelle bis zum Menschen. Hamburg 1972

Heterosexuelle Verhältnisse

»Jeder Mann sollte sich zunächst einmal von der Vorstellung lösen, dass man bei erster bester Gelegenheit seinen Schwanz reinstecken muss, als warte jede Frau nur darauf. Das ist nur eine Möglichkeit in der Vielfalt sexueller Beziehungen.«

Günter Amendt:
Das Sex-Buch. Aufklärung für Jugendliche und junge Erwachsene. Berlin 1993

Manche Sexualforscher gehen davon aus, dass befriedigende Sexualität zwischen Frauen und Männern nur stattfinden kann, wenn die beiden Agierenden sich über ihre Geschlechtsrollen verständigen können.

Ob man es Patriarchat nennt oder einfach nur Ungerechtigkeit: Männer verfügen, als Gruppe gesehen, per Geschlechtszuweisung immer über andere Erfahrungen und über mehr Macht als Frauen. Und wenn nicht, leiden sie meistens darunter. Sie wurden zum Beispiel dazu erzogen, stark zu sein und sich nicht verletzlich zu zeigen. Spätestens im Bett, beim Orgasmus, ist aber sogar jeder Macker mit Eroberer-Allüren absolut verletzlich und weiß es auch. Nicht umsonst sprechen männliche Literaten vom »kleinen Tod«, wenn sie ihren Orgasmus meinen.

Auch Frauen tragen ihr Paket Erfahrungen mit sich, wenn es zur Sache kommt. Sie gehören, als Gruppe, per Geschlechtszuweisung, zu jenen, die zu Fürsorge erzogen worden sind und weniger Macht haben als Männer. Allerdings können sie – was sie meistens gar nicht wollen – schwanger werden, wenn sie mit einem Mann ungeschützten Geschlechtsverkehr haben. Das kann sogar eine Stärke (oder ein Druckmittel) sein; meist bedeutet es aber Nervereien, ganz abgesehen davon, dass sie mit

»Praline« vom 8.12.1999

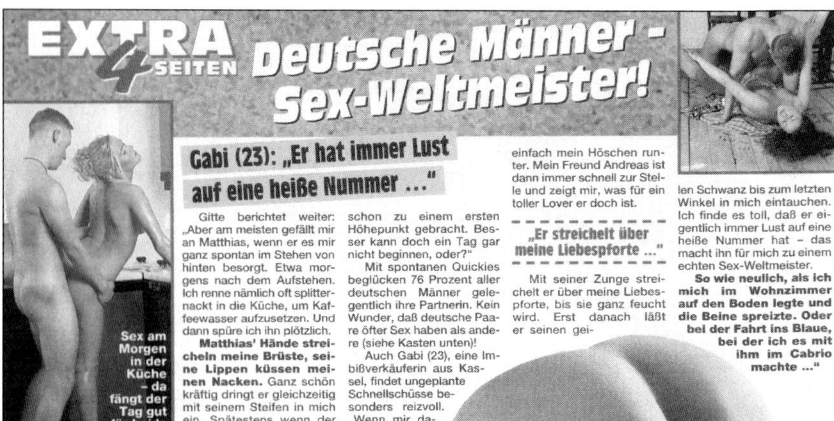

EXTRA 4 SEITEN

Deutsche Männer - Sex-Weltmeister!

Sex am Morgen in der Küche - da fängt der Tag gut für beide

Gabi (23): „Er hat immer Lust auf eine heiße Nummer ...“

Gitte berichtet weiter: „Aber am meisten gefällt mir an Matthias, wenn er es mir ganz spontan im Stehen von hinten besorgt. Etwa morgens nach dem Aufstehen. Ich renne nämlich oft splitternackt in die Küche, um Kaffeewasser aufzusetzen. Und dann spüre ich ihn plötzlich.

Matthias' Hände streicheln meine Brüste, seine Lippen küssen meinen Nacken. Ganz schön kräftig dringt er gleichzeitig mit seinem Steifen in mich ein. Spätestens wenn der

schon zu einem ersten Höhepunkt gebracht. Besser kann doch ein Tag gar nicht beginnen, oder?“

Mit spontanen Quickies beglücken 76 Prozent aller deutschen Männer gelegentlich ihre Partnerin. Kein Wunder, daß deutsche Paare öfter Sex haben als andere (siehe Kasten unten)!

Auch Gabi (23), eine Imbißverkäuferin aus Kassel, findet ungeplante Schnellschüsse besonders reizvoll. „Wenn mir da-

einfach mein Höschen runter. Mein Freund Andreas ist dann immer schnell zur Stelle und zeigt mir, was für ein toller Lover er doch ist.

„Er streichelt über meine Liebespforte ...“

Mit seiner Zunge streichelt er über meine Liebespforte, bis sie ganz feucht wird. Erst danach läßt er seinen gei-

len Schwanz bis zum letzten Winkel in mich eintauchen. Ich finde es toll, daß er eigentlich immer Lust auf eine heiße Nummer hat – das macht ihn für mich zu einem echten Sex-Weltmeister.

So wie neulich, als ich mich im Wohnzimmer auf den Boden legte und die Beine spreizte. Oder bei der Fahrt ins Blaue, bei der ich es mit ihm im Cabrio machte ...“

hohher Wahrscheinlichkeit die Folgen allein tragen müssen. Gesellschaftlich gesehen, lassen sie einen ihrer Unterdrücker in ihr Bett, ganz gleich, wie nett und liebevoll der einzelne Mann sich gerade verhält. Sex zwischen Frau und Mann findet immer unter diesen Vorzeichen statt, auch wenn das Kribbeln im Bauch überhand nimmt und man das Gefühl hat, ein Wunder von Nähe zu erleben.

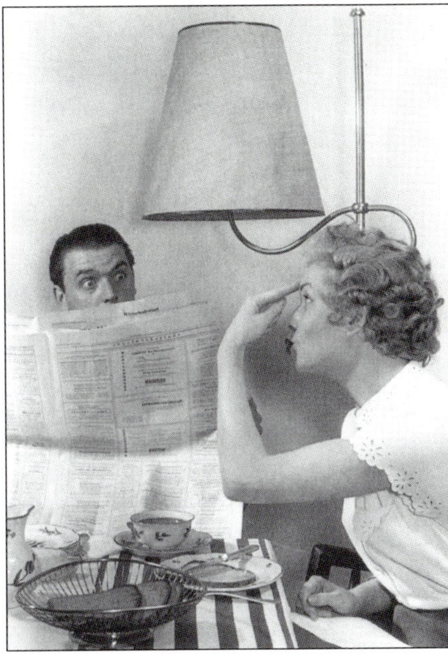

»Guten Morgen, Liebling«

Aber die Liebe!?

Romantik. Es gibt auch Männer, die darauf Wert legen. Meist ist mit Sex heute mehr gemeint als die Möglichkeit, männliche Samenflüssigkeit in eine weibliche Scheide zu transportieren. Das ganze Drumherum, Küssen, Streicheln, Orgasmen kriegen, ist viel spannender (und entspannender) als die schlichte Rammelei. Manche Leute reden sogar miteinander.

Sexualität hat oft auch etwas mit Kommunikation oder gar Sympathie zu tun. Es handelt sich meist um mehr als einen technischen Vorgang. Selbst wenn es zutrifft, dass auch die Hormone dabei eine große Rolle spielen, bleibt unklar, warum denn nun gerade diese eine Frau und dieser eine Mann sich derart »reizend« finden, dass sie sich auf das Abenteuer einlassen.

Die meisten Menschen treiben es heterosexuell, aber sie wissen nicht, was sie tun! Sex zwischen Männern und Frauen gilt als normal und natürlich. Bei aller Liebe ist aber immer auch Macht und Herrschaft dabei.

Schwul und lesbisch

Schwul bedeutet laut Wörterbuch: homosexuell. Homosexuell bedeutet: zum gleichen Geschlecht hinneigend, in der Sexualität auf das gleiche Geschlecht gerichtet. Lesbisch bedeutet: homosexuell (von Frauen).

»die schwulen, verkündet b. im biologieunterricht, weil keine aufklärung stattfindet, die schwulen machen genau das, was eben auf diesem dummflachen dia ein balletttänzer demonstriert hat: sie schminken sich, sie kleiden sich auffällig, sie werden zu tunten.«

Ronald M. Schernikau: Kleinstadtnovelle. Berlin 1980

Homosexualität wird diskriminiert

Mindestens zwischen acht und zehn Prozent aller Menschen lieben oder leben homosexuell. Diese Schätzungen sind umstritten, weil sie immer in mehr oder weniger homosexuellenfeindlichen Umgebungen entstanden und deshalb wahrscheinlich zu niedrig sind.

Die Sexualität zwischen gleichgeschlechtlichen Partnern wird nicht nur in unserer Gesellschaft, sondern beinahe weltweit diskriminiert. Deutschland zählt heute neben Australien, Kanada, Frankreich, der Schweiz, den skandinavischen und Benelux-Staaten zu den vergleichsweise toleranten Ländern – diese Einschätzung internationaler Gay-and-Lesbian-Verbände muss vor dem Hintergrund relativiert werden, dass es Staaten (vor allem in Afrika und Asien) gibt, in denen auf homosexuelle Handlungen die Todesstrafe steht. In einer Vielzahl von Ländern (darunter nicht wenige Bundesstaaten der USA) ist Homo-Sex auch heute noch verboten, in einigen, zum Beispiel Chile, Russland und Irland, erst seit wenigen Jahren erlaubt. Erst 1991 strich die Weltgesundheitsorganisation (WHO) Homosexualität aus der internationalen Klassifikation von Krankheit.

Gertrude Stein und Alice B. Toklas in den 20er Jahren

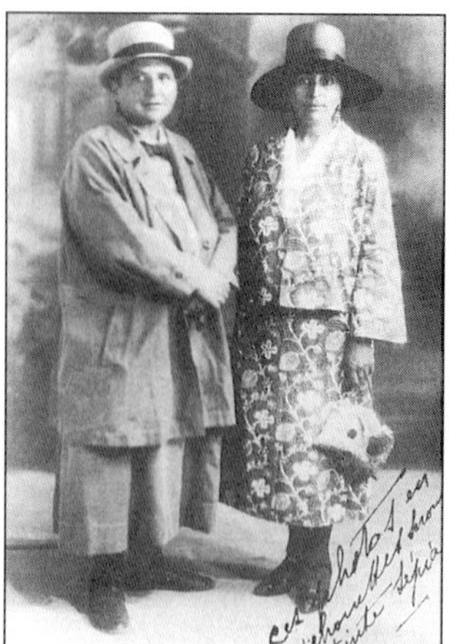

Auch in Deutschland wurde Homosexualität in den vergangenen 150 Jahren meist als »pervers«, »krank« oder »abartig« bezeichnet. Im Nationalsozialismus drohte Lesben und Schwulen das KZ – der »rosa Winkel« –, und viele von ihnen wurden ermordet. In der BRD ist homosexueller Geschlechtsverkehr unter Erwachsenen erst seit

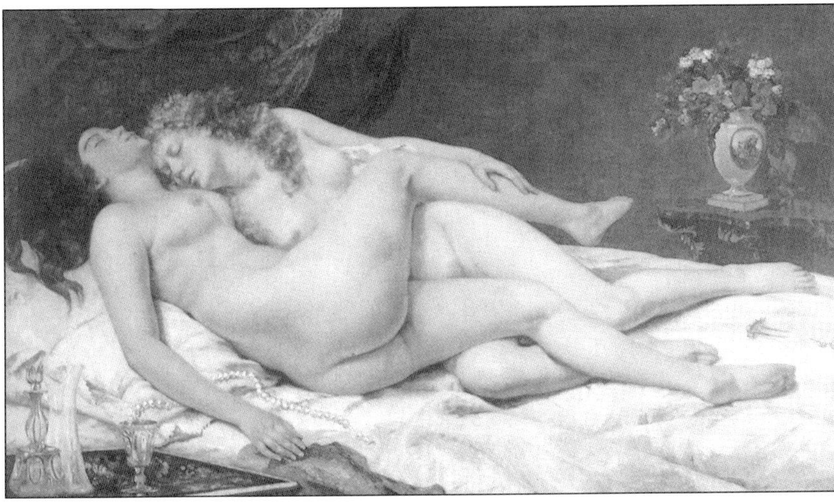

Gustave Courbet: Der Schlaf, 1866

1969 erlaubt; bis dahin galt das NS-Strafrecht, das Homosexualität als verbrecherische Perversion verfolgte. Erst 1994 wurde der berüchtigte Paragraph 175 des Strafgesetzbuches gestrichen, der bis dahin die gleichgeschlechtliche Sexualität mit Jugendlichen anderen Bedingungen unterwarf als die heterosexuelle.

Liberalisierung

Schwulen- und Frauenbewegung haben in den vergangenen 20 Jahren dafür gesorgt, dass über männliche und weibliche Homosexualität nicht mehr nur hinter vorgehaltener Hand gesprochen wird. In der offiziellen Politik ist heute von »sexueller Diskriminierung« die Rede, und manche Schwulen/Lesben-Verbände fordern die gleichen Rechte für homosexuelle Paare wie für heterosexuelle (z. B. die Möglichkeit der Homo-Ehe).

Diese Veränderungen sind jedoch noch weit entfernt von einer wirklichen Toleranz gegenüber Schwulen und Lesben. Insbesondere Jugendliche, die sich zu gleichgeschlechtlichen Partnern hingezogen fühlen, spüren deutlich, dass sie als »anders« und »unnormal« behandelt werden und noch viel weniger Freiheiten zugestanden bekommen als Heteros. Auch Eltern, die sich als

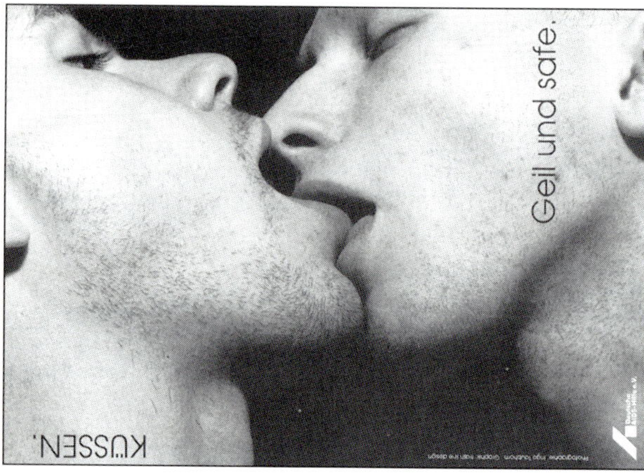

Küssen. Geil und safe. Postkarte der Deutschen AIDS-Hilfe e.V.

liberal bezeichnen würden oder Homosexuelle zu ihrem Bekanntenkreis zählen, reagieren meist verunsichert, wenn der eigene Sohn bzw. die eigene Tochter schwule oder lesbische Liebesbeziehungen eingeht.

Die Homophobie – die Schwulenfeindlichkeit – in unserer Gesellschaft ist überdies in jüngster Zeit wieder angestiegen. Insbesondere rechtsradikale Gruppierungen rufen im Namen von Sauberkeit und Ordnung zum »Schwulenklatschen« auf.

Wie entsteht Homosexualität?

Lesbisch oder schwul zu sein, heißt nicht mehr und nicht weniger, als dass sich ein Mensch emotional und sexuell zum gleichen Geschlecht hingezogen fühlt. Nicht jede Frau und jeder Mann, die einmal gleichgeschlechtliche Erfahrungen machen, sind homosexuell – genauso wenig, wie praktizierte Heterosexualität heißen muss, dass frau oder man nicht lesbisch oder schwul ist (oder werden kann).

Die Theorien über Ursachen von Homosexualität sind sämtlich umstritten. Ob es eine »natürliche Veranlagung« dafür gibt oder Sozialisationserfahrungen (z.B. Erziehung) dafür ausschlaggebend sind oder eine Mischung aus beidem, lässt sich bislang nicht wirklich nachweisen. In der Sexualwissenschaft geht man heute davon aus, dass die meisten Menschen über homosexuelle Anteile verfügen, die aber aus unterschiedlichen Gründen nie oder nur für kurze Zeit ausgelebt werden (zum Beispiel machen viele Jugendliche homoerotische oder homosexuelle Erfahrungen).

»Weil die Homosexualität in allen Menschen vorhanden ist, herrschen zwischen manifest Homosexuellen und manifest Heterosexuellen letztendlich nur quantitative und keine qualitativen Unterschiede. Es gibt kein homosexuelles Wesen, auch wenn davon seit Beginn der Homosexualitätsforschung geraunt wird. Kein polarer Gegensatz scheidet die Heterosexualität von der Homosexualität. Wo so argumentiert wird, soll allemal der gesunde Heterosexuelle vom kranken Homosexuellen unterschieden werden.«

Martin Dannecker: Das Drama der Sexualität. Frankfurt/M. 1987

Kritische Fachleute und Schwulen/Lesben-Verbände weisen darauf hin, dass die Forschungen und Spekulationen über die Entstehung von Homosexualität immer unter den Vorzeichen ihrer gleichzeitigen Diskriminierung entstanden sind. Damit sind nicht nur die Vorstellungen von Homosexualität als Krankheit oder Störung gemeint, in deren Namen immer wieder grausame Therapieversuche erfolgten. Auch wohlwollende und liberalere Ursachenforschungen haben zum Hintergrund, dass Homosexualität gegenüber Vorurteilen verteidigt werden muss. Der Sexualforscher Martin Dannecker beschrieb dieses Problem Ende der 80er Jahre als beinahe unlösbares, solange es die Behauptungen von den normalen heterosexuellen Beziehungen gibt. Einerseits führten Diskriminierung und Verfolgung von Homosexualität zu Anpassungsleistungen der Homosexuellen selbst, nicht zuletzt, um in der Gesellschaft anerkannt (oder nicht erkannt) zu werden. Andererseits, so Dannecker, habe Homosexualität wohl genauso wenig eine spezifische oder singuläre Ursache wie Heterosexualität.

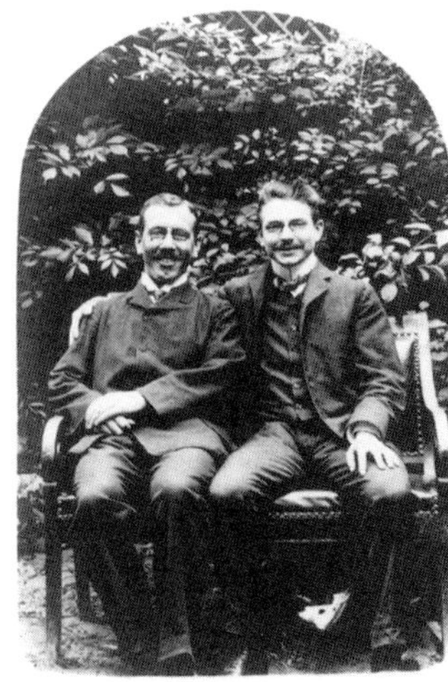

Amateuraufnahme, Deutschland, um 1920

Vor allem feministisch orientierte Beobachtungen weisen darauf hin, dass männliche und weibliche Homosexualität nur sehr bedingt etwas Ähnliches beschreiben. Sowohl unter Schwulen als auch unter Lesben existieren zum Beispiel unterschiedliche Leitbilder sexuellen Verhaltens (von Promiskuität bis monogamer Zweierbeziehung) und wird zwangsläufig unterschiedlich mit der Realität von Diskriminierung der eigenen Sexualität umgegangen. Die Nichterwähnung von Lesben in vielen Strafverfolgungsgesetzen bedeutet beispielsweise nicht, dass sie nicht verfolgt, sondern männliche Homosexualität ernster genommen wird als weibliche.

Homosexualität wird auch heute noch diffamiert und verfolgt. Lesben und Schwule bilden dennoch eine große Minderheit von etwa zehn Prozent der Weltbevölkerung.

Bisexuell

Bisexualität heißt laut Wörterbuch: Doppelgeschlechtlichkeit oder zweigeschlechtig. Das ist nicht richtig: Man versteht heute darunter, dass jemand sowohl gleichgeschlechtliche als auch andersgeschlechtliche Sexualität mag – also homo und hetero.

Bi-erotische Erfahrungen und Tabus

Fast jede und jeder kennt zumindest ansatzweise das Vermögen, Zuneigung zu Menschen des gleichen und auch des jeweils anderen Geschlechts zu empfinden. Wenn es dabei auch zu sexuellen Handlungen kommt, wird dieses Gefühl oder Begehren Bisexualität genannt. Die Grenzen zu den Katalogisierungen Hetero- und Homosexualität bleiben dabei allerdings sehr verschwommen, was vor allem deutlich macht, wie unsinnig die Kategorien sind.

Gewöhnlich werden in unserer Gesellschaft bisexuelle Erfahrungen von Frauen eher toleriert als von Männern. Viele Mädchen und junge Frauen tauschen eine Zeitlang Zärtlichkeiten bis hin zum Orgasmusspiel mit einer besten Freundin aus, ehe sie ein unauffällig heterosexuelles Leben beginnen. Auch später zeigen Frauen weniger Scheu vor Berührungen und Körperkontakt zu Freundinnen, als es heute (in unseren Breiten) unter heterosexuellen Männern üblich ist.

Das war einmal anders und ist kulturell sehr unterschiedlich. Das Berührungsverbot unter Männern ist hierzulande mit dem bürgerlichen Drill zur Affektbeherrschung und dem Rollenbild des Konkurrenten, des gefühlsabweisenden Mannes entstanden. Es wurde jedoch immer wieder – nichtöffentlich – in männerbündischen Zusammenhängen (zum Beispiel unter Soldaten) durchbrochen.

Männer, die Zärtlichkeiten oder sexuelle Berührungen austauschen, gelten nicht als gute Freunde, sondern geraten sofort in den Verdacht, schwul zu sein.

»Wenn also Wissenschaftler behaupten, wir seien alle einmal bisexuell gewesen in unserer Kindheit, dann können sie sich auf unzählige Beobachtungen stützen, die fast jeder und jede Einzelne für sich bestätigen kann. Doch bleibt uns die wilde Wahllosigkeit unserer Kindheit nicht erhalten. ›Leider‹, sagen die einen, ›Gott sei Dank‹, die anderen. Die Frage ist: Braucht man dafür unbedingt einen Begriff?«

Günter Amendt: Das Sex-Buch. Aufklärung für Jugendliche und junge Erwachsene. Berlin 1993

Frauensache oder Männerblick?

Es ist allerdings zweifelhaft, ob die Duldung von homoerotisch zu deutenden Kontakten zwischen Frauen wirklich mehr Toleranz bedeutet – sie kann auch Ausdruck einer latenten Frauenfeindlichkeit sein. Weibliche Homosexualität wird gewöhnlich unter männlichem Blickwinkel verharmlost oder verächtlich gemacht: Selbst am Kneipenstammtisch wird vom flotten Dreier mit zwei Frauen geträumt und gilt die Vorstellung, eine Lesbe sei eben nur eine Frau, die keinen abgekriegt habe oder mal ordentlich rangenommen werden müsse. In heterosexuellen Männer- und Frauenphantasien wird Sexualität zwischen zwei Frauen oft als anregend einbezogen, nicht aber schwuler Sex.

Bisexualität ist oft auch deshalb so schwer zu deuten, weil sie leichter versteckt werden kann als Homosexualität oder nur als vorübergehend empfunden oder ausgelebt wird. Moderne Aufklärungsliteratur beschreibt bisexuelle Kontakte für Frauen Ende des 20. Jahrhunderts als vorwiegend positiv, als größtmögliche Freiheit der Wahl und Vielfalt der Erlebnisse. Dass die Schriftstellerinnen Anaïs Nin und Simone de Beauvoir und die Malerin Frida Kahlo neben ihren schwierigen Männerbeziehungen auch Sexualität mit Frauen hatten, gehört zum Standardwissen jeder Frauenzeitschrift. Entsprechendes fehlt für männliche Bisexualität.

»Es stimmt. Hugo ist unendlich zärtlich zu mir, doch während er über June spricht, denke ich an unsere verschränkten Hände. Sie berührt nicht dasselbe sexuelle Zentrum meines Wesens, das die Männer berühren; das erreicht sie nicht. Doch was in mir berührt sie denn? Ich habe sie begehrt, als sei ich ein Mann, aber ich habe mir auch gewünscht, sie mit den Augen, den Händen, den Sinnen zu lieben, die nur allein Frauen besitzen. Es ist eine sanfte, behutsame Penetration.«

Anaïs Nin: Henry, June und ich. Intimes Tagebuch. Bern/München/Wien 1987

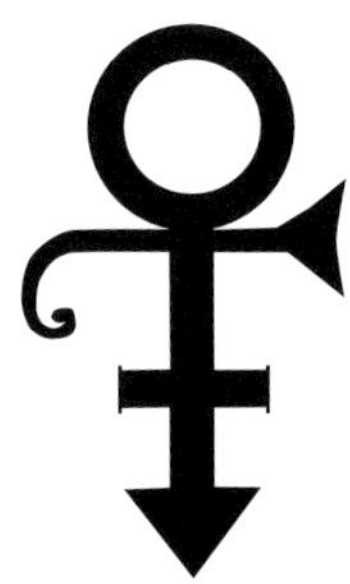

Bisexuelle Erfahrungen werden heute – für Frauen – als Bereicherung des Sexuallebens verstanden. Dahinter steht das abwertende Vorurteil, dass weibliche Homosexualität nur eine vorübergehende Phase sei oder aus Not am Manne stattfinde.

Falscher Körper?

Transsexualismus heißt laut Wörterbuch: Wunsch, dem anderen Geschlecht anzugehören. Transvestit: jemand, der das Bedürfnis besitzt, sich wie ein Angehöriger des anderen Geschlechts zu kleiden und zu benehmen, oder: jemand, der durch Transvestismus gestört ist.

»Noch im Erschrecken darüber, dass ›die‹ (Transsexuellen) sich freiwillig nicht mehr umkehrbaren operativen Eingriffen unterziehen, und im Mitleiden damit, dass es für ›die‹ keinen anderen Ausweg gibt, versichern sich Zuschauer/LeserInnen implizit der eigenen Geschlechtszugehörigkeit. Selbst dann, wenn diese in einigen Fällen als problembeladen empfunden wird (...), so werden doch die allermeisten vor einem vollständigen Umschreiben ihrer Biographie, das kein Zurück in das Herkunftsgeschlecht mehr zulässt, zurückscheuen.«

Hilge Landweer: Jenseits des Geschlechts? In: Institut für Sozialforschung Frankfurt, Gender Studies: Geschlechterverhältnisse und Politik. Frankfurt/M. 1994

Krankheitswahn?

Noch vor 30, 40 Jahren galt ein Transvestit als ein »Mensch mit krankhafter Neigung, Kleidung des anderen Geschlechts anzulegen« (Duden 1961).

Unter Transsexualität wird die psychische Identifikation mit dem anderen Geschlecht, entgegen den eigenen biologischen Anlagen, verstanden. Es wird heute nicht mehr bezweifelt, dass Menschen, die so fühlen, in einen großen Leidensdruck geraten können. Seit 1980 ist eine nachträgliche Änderung des Geschlechts in den Ausweispapieren erlaubt. Hormonelle und chirurgische Korrekturen wurden in den vergangenen zwanzig Jahren therapeutisch üblich und anerkannt.

Als Intersexuelle bezeichnet man in der Medizin auch Menschen, deren Geschlechtsorgane zweigeschlechtlich angelegt sind. Je nach Ausprägung werden sie heute meist bereits im frühesten Kindesalter so operiert, dass nur noch eines sichtbar bleibt.

Echte Ladies

Spätestens seit Ende 1999 weiß jeder eifrige Kinogänger, dass Transsexuelle irgendwie auch Menschen sind. In Pedro Almodóvars Erfolgsfilm »Alles über meine Mutter« werden gleich mehrere Hauptpersonen gezeigt, die als gute und böse Gestalten mit oder ohne Silikonbusen im spanischen Nachtleben fungieren und eine Art frauensolidarisches Spektakel veranstalten. Nichts scheint diesen etwas exhibitionistischen Tunten fremd zu sein: Mutterliebe, Zeugungslust und Beziehungsknatsch.

Transsexuelle – heute auch Intersexuelle oder Transgender; früher wurden sie als Hermaphroditen bezeichnet – leben allerdings nicht nur in der Nachtclub- und Prostituiertenszene. Den meisten Leuten sind jedoch wenigstens im Zusammenhang mit Travestie-Kunst im Fernsehen schon mal wunderschön herausgeputzte Männer in Frauenkleidern begegnet. Frauen in Männerkleidern sind meist nicht so leicht erkennbar und ebenso wenig diejenigen Mann-zu-Frau-Transsexuellen, deren Verkleidungen und Auftreten schlichter ist als in der Bühnenshow.

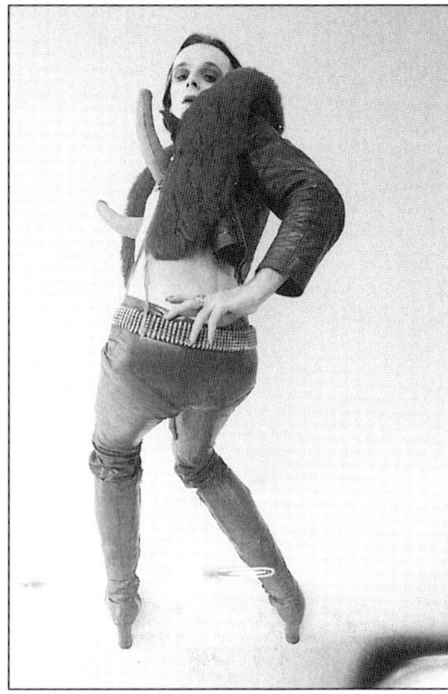

Jürgen Klauke: Transformer, 1973

Gender und offene Fragen

In neueren Diskussionen wird die Meinung vertreten, dass Transsexualität ein Beweis dafür sei, wie brüchig und künstlich die Grenzen von (angenommener?) Zweigeschlechtlichkeit seien. Insbesondere in der feministischen Debatte um Geschlecht und Gender (die Bandbreite von biologischen, psychologischen, sozialen und politischen Einflüssen auf die Geschlechtsrollen) gilt Travestie als mögliches drittes Geschlecht oder Befreiungsversuch aus der starren Annahme, dass es nur Frauen und Männer gäbe.

Kritisiert wird gleichzeitig, dass die modernen medizinischen Eingriffe, denen sich Transsexuelle oft unterziehen, einem Machbarkeitswahn unterlägen, der mit den bedenklichen Entwicklungen in der Reproduktionstechnologie vergleichbar sei.

Transsexualität wird heute als medizinisch therapierbare, korrigierbare Geschlechtsunsicherheit angesehen. In neuen Debatten über den Zusammenhang zwischen Geschlecht(srollen) und Kultur/Umwelt wird Transsexualität als Hinweis auf die Existenz mehrerer Geschlechter verstanden.

Alles Sex?

Werbung und andere Medien benutzen sexuelle Signale, um Aufmerksamkeit zu erlangen. Doch es sind mehr als Bilder, die Sexualität zum allseits präsenten Thema erklären.

Sexualisierung der Gesellschaft

Im Bundestag wird über sexuellen Kindesmissbrauch und Heirats-, Miet- und Erbrecht für homosexuelle Paare gestritten, in der Tageszeitung bieten Dutzende von Frauen ihre Dienste am Mann per Anzeige an, nach 22 Uhr gibt's im Fernsehen Erotikfilme zu sehen, und auch in den TV-Werbepausen von Krimis fordern nackte Frauen: »Ruf mich an!«

Wer Migräne hat, wird beim Arzt nach Orgasmusproblemen gefragt, und wer mit siebzehn noch nicht regelmäßig vögelt, gilt als etwas zurückgeblieben. An jedem Zeitungskiosk sind Dutzende von Sex-Postillen erhältlich, in der Frauenzeitschrift gibt's ein Liebes-und-Sex-Horoskop, das Männermagazin titelt mit Praktiken für den schnellen Sex. Wer mag sich noch aufregen über ein Pin-Up-Kalenderblatt im Betrieb, wenn auf den Plakaten in jedem U-Bahnhof viel schärfere Damen für Dessous werben?

Der Hamburger Sexualforscher Gunter Schmidt beschrieb diese Sexualisierung der hoch industrialisierten Gesellschaften 1986, in Anlehnung an den Philosophen Günther Anders, als Welt, die mit »Nacktheit« verkleidet wird. Durch ihre permanente Veröffentlichung sei Sexualität zwar überall zu sehen und zu hören, aber kaum noch zu spüren. Gegen Ende der 90er Jahre scheint sich das zu bestätigen: In den

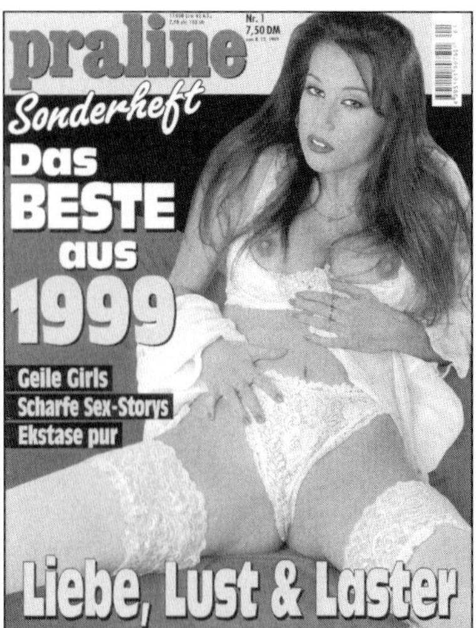

Titelbild der »Praline«-Sonderausgabe 1999

westlichen Industriestaaten wird nicht mehr, sondern eher weniger Sex gemacht als vor 20 Jahren.

Wie wichtig ist Sex heute?

Aus einer 1998 veröffentlichten Studie geht hervor, dass Studierende heute erheblich weniger Koituskontakte haben als 1981. Gepflegt wird die »serielle Monogamie«, das heißt, man geht feste Beziehungen ein, in denen man keine anderen Sexualpartner hat. Die allerdings, so die Hamburger Untersuchung, nehmen an Dauer ab, seien vor allem auf Lust gebaut – nicht auf Moral – und würden dementsprechend romantisiert.

Eine andere Studie kommt zu dem Ergebnis, dass sich die Jugendsexualität im Vergleich zu 1970 eher qualitativ als quantitativ verändert hat: Beginn und Häufigkeit heterosexueller Erfahrungen haben sich kaum verändert. Allerdings sei eine gegenseitige Annäherung des Rollenverhaltens in heterosexuellen Beziehungen zu beobachten: Mädchen forderten mehr Autonomie und Kontrolle, Jungen romantisierten Sexualität heute deutlicher als früher, legen also mehr Wert auf Liebe und Treue.

Die zunehmende sexuelle Lustlosigkeit wird nicht allein auf ein Überangebot sexueller Reize zurückgeführt, sondern auch auf die gestiegenen und ständig wachsenden Ansprüche. Kommunikationsfähigkeit, Vernunft und Selbstkontrolle seien zumindest bei jüngeren Leuten zu zentralen Begriffen in der Sexualität geworden. Vermutlich spielen hier die Folgen der Aids-Angst eine Rolle, vor allem aber der im Mainstream liegende Körper- und Gesundheitskult.

»Die Sexualität hat zunehmend eine *kompensatorische Funktion* bekommen, sie dient im privaten wie im gesellschaftlichen Ausmaß zunehmend der Beschwichtigung ganz anderer Bedürfnisse und Ansprüche. (...) Sie ist ein großes kompensatorisches Unternehmen geworden. Alle Unzufriedenheit, politisch, gesellschaftlich, persönlich, soll ins Private abgelenkt, auf dem sexuellen Beziehungsgebiet kompensiert werden. (...) Das ist die politische Bedeutung der sexuellen Liberalisierung und ihre repressive Seite.«

Gunter Schmidt:
Das große DER DIE DAS.
Über das Sexuelle.
Herbstein 1986

Sexualität erlebt heute einen Bedeutungswandel. Die Alltagspräsenz von sexualisierten Bildern erweckt eher Lustlosigkeit als Anreiz. Jugendliche haben heute nicht mehr Sex als vor 30 Jahren.

Leistungsdruck

Sex for Fun – heute schon gehabt? Wer nicht mithalten kann, hat schon ausgespielt. Denn erfolgreiche Frauen und Männer haben gnadenlos gut aussehend ein supergeiles und aufregendes Sexualleben.

»Männer, die sich beim Geschlechtsverkehr einen ›Liebesring‹ über das Glied ziehen, sind oftmals von der nahezu sensationellen Reaktion der Partnerin verblüfft. Die unmittelbare Reizwirkung auf Schamlippen und Klitoris ist so groß, dass die Frau oft innerhalb kürzester Zeit mehr als nur einen aufwühlenden Orgasmus bekommt.«

Beate-Uhse-Katalog 1/2000

Schneller, besser, mehr!

In der herrschenden Sexualmoral werden gewöhnlich Klischees benutzt, denen kaum jemand – ob Mann oder Frau – genügen kann, selbst wenn er oder sie es wollten. Frauen gelten meist noch als jederzeit verfügbar und Männer als jederzeit über Frauen verfügend. Das ist das Trennende. Das verbindende Element beider Klischees ist, dass Sexualität als eine Art Lebensmittelpunkt vermittelt wird, der zwischen sportlicher Betätigung und Glückszustand liegt und zudem käuflich ist. Wer sich nur genügend anstrengt, so die Aussage, kann ihn erreichen.

Die modernen Lifestyle-Vorgaben erheben im Zusammenhang mit Sexualität Ansprüche, die Fitness, Schönheit, Wissen und Kontrolle der eigenen Gefühle als unbedingt erforderlich suggerieren. Jeder kann gut im Bett sein, heißt die Parole, getreu dem Motto, dass auch jeder schlank, erfolgreich und wohl situiert sein kann, wenn nur genügend dafür getan wird. Man hat keine Probleme, sondern schafft sie mittels eines gut dotierten Jobs und eines teuren Fitnessstudios aus dem Wege. Man hat keine sexuellen oder Beziehungsprobleme, sondern schafft sie mittels Wissensanhäufung, dem Kauf von Sexspielzeug und dem eventuellen Austausch des Partners aus dem Wege. Immer auf dem Sprung, immer bereit, immer sexgelaunt, selbstverständlich ganz entspannt. Und vorher, währenddessen und danach immer klasse in Form. Zum modernen Körperkult gehört herausragender Sex, sauber, oft und auf keinen Fall langweilig.

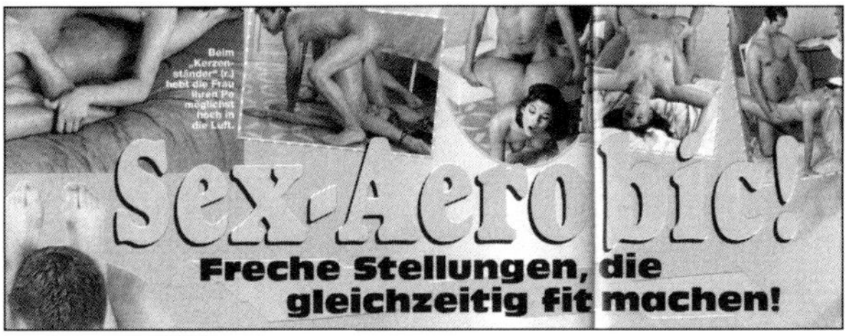

Sex-Aerobic: »Praline«-Sonderheft 1999

Spaß und Glück

Sex darf auch mit Liebe zu tun haben, solange die Angelegenheit nicht nervig wird. In der Lifestyle-Ideologie wird nicht mehr behauptet, dass Sex nur in der Missionarsstellung oder allein zu Fortpflanzungszwecken erlaubt sei. Das wäre ja öde. Aber eine schicke, heterosexuelle Zweierbeziehung auf Zeit könnte dabei herausspringen.

Die Anleitungen für guten Sex (und klasse Beziehungen) wenden sich vorwiegend an die aufgeklärte Mittelschichtsfrau, die sich – im Gegensatz zu früheren Zeiten – nun auch noch anstrengen muss, eine flotte Liebhaberin zu sein. In jüngster Zeit sind es aber nicht mehr nur die Frauenzeitschriften und -bücher, die Beziehungen, Sexualität, Schönheit und Glück zum Thema erheben. Ein großer Teil der neuen Schicki-Magazine (und Fernsehsendungen) wenden sich auch an den modernen Mann. In *Fit for Fun* oder *Men's Health* ist nur die Reihenfolge etwas anders gewichtet: Körper, Sex, Spaß, Abenteuer und Glück. Politik kommt nicht vor, und auch der Arbeitsplatz ist nur Mittel zum Geldverdienen oder um sich mit den richtigen Tricks in Szene setzen zu können.

»Frauen wollen leidenschaftlichen Sex, spontan, sofort, schnell. (...) Das, was die jeweilige Frau braucht, das haben Sie oder Sie haben es eben nicht. Also, nicht langweilig sein, sondern spannend, dann klappt's auch ohne Vorspiel.«

Men's Health.
Das Magazin für Männer.
Februar 2000

Oberflächlich gesehen könnte das für eine Annäherung männlicher und weiblicher Bedürfnisse und Rollen sprechen. Die neue Spaß-muss-sein-Szenerie ist allerdings dermaßen weit weg vom realen Alltagsleben, dass dies kaum zu befürchten oder zu hoffen ist.

Körperkult und Machbarkeitswahn setzen Frauen und Männer unter Leistungsdruck. Sexualität wird als Lifestyle-Spaß vermarktet, den man selbst kontrolliert beherrschen soll.

Familie, Staat und Kirche

Von konservativer Seite wird der Niedergang von »Familie« (und Ehe) beklagt. Schuld daran soll unter anderem der Moralverlust und ein zu liberales Sexualverhalten sein.

»Zu keinem anderen Zweck erhebt der Wojtyla-Papst so häufig seine Stimme in Sachen Sexualität. Seine Mahnungen sind Schwanengesänge auf den verlorenen Einfluss der katholischen Sexualmoral. Wenn auch die Menschen ihre Sexualität noch nicht wirklich selbst beherrschen, so liegt die Beherrschung der Sexualität auch nicht mehr in den Händen der katholischen Kirche.«

Martin Dannecker: Das Drama der Sexualität. Frankfurt/M. 1987

Traditionen

Bis in die moderne Familienpolitik (sämtlicher Parteien!) gilt es heute als unbestritten, dass die Kleinfamilie unserer Zeit erst im 18. bzw. 19. Jahrhundert entstanden ist – mit der Industrialisierung, die als wichtigste Umstrukturierung eine Trennung von Arbeits- und Wohnplatz mit sich brachte. Erst im aufstrebenden Bürgertum, und damit für etwa zehn Prozent der Bevölkerung, entstand die Emotionalisierung des Familienlebens mit den Erscheinungsformen Häuslichkeit, romantische Partnerwahl, Gatten- und Kindesliebe. Dieses Modell setzte sich aber erst im 20. Jahrhundert wirklich durch. In Deutschland erlebte es seine Blütezeit in den 50er Jahren.

Mit der Entstehung des bürgerlichen Staatswesens verloren die christlichen Kirchen nach und nach an Einfluss als Moralinstanz für das Zusammenleben der Menschen. Eheschließungen, Scheidungen und Geburtsanmeldun-

Hochzeitsfoto aus den 60er Jahren

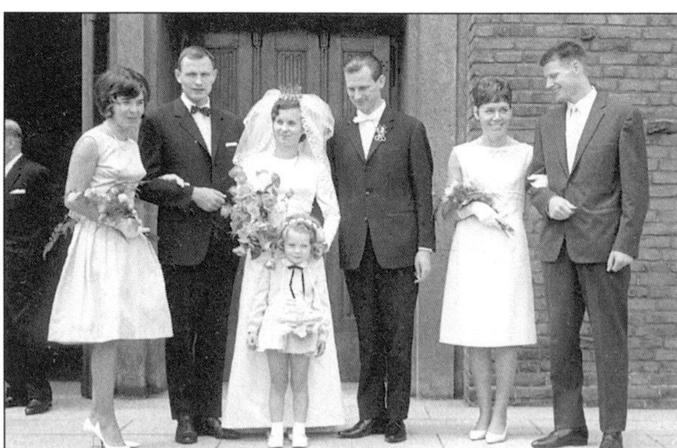

gen unterliegen heute staatlicher Kontrolle, und auch für Gesetze, die im weitesten Sinne die Sexualität betreffen, ist der Staat zuständig. Bei manchen Themen (Abtreibung, Verhütung, Homosexuellen-Ehe) versuchen die Kirchen, auch heute noch Einfluss zu nehmen, was ihnen als großen und einflussreichen Institutionen auch gelingt. Insbesondere in den fundamentalistischen Kreisen der christlichen Kirchen herrscht ein außerordentlich frauenfeindliches und politisch überholtes Familienleitbild vor, das eine natürliche Arbeitsteilung zwischen Mann und Frau behauptet und die Ehe zum Sakrament erklärt. Sexualität wird in diesem Kontext als notwendiger, zu zähmender Fortpflanzungstrieb verstanden.

»Nicht die Frauen, sondern die Männer müssen Defizite abbauen. Viele Männer besitzen veraltete Vorstellungen über die Aufgabenverteilung zwischen den Geschlechtern.«

Heiner Geißler (CDU, damals Bundesminister für Jugend, Familie und Gesundheit): Für eine neue Partnerschaft zwischen Mann und Frau. Abschied von der Männergesellschaft. Frankfurt/M./Berlin 1986

Moderne Entwicklungen

Immerhin träumen nach einer Allensbach-Umfrage Mitte der 90er Jahre noch 80 Prozent der Bevölkerung von einer Familie, in der sich die Kinder sehr gut mit den Eltern verstehen. Die erlebte Realität sieht aber ganz anders aus: Die Hälfte der Befragten bezeichnete den eigenen Traum für gescheitert. Jede zweite bis dritte Ehe wird heute geschieden, fast ein Drittel aller Kinder wächst mit nur einem Elternteil auf. 1999 wurde in Deutschland jedes fünfte Kind – also 20 Prozent aller Neugeborenen – außerehelich geboren. Die Geburtenzahlen sinken (in allen Industriestaaten).

Jeder dritte Erwachsene in Deutschland wohnt heute allein; in den Großstädten wurden 1999 fast 50 Prozent Single-Haushalte gezählt. Und die pflegen keineswegs ein wildes Sex-Leben: Entgegen den Mediendarstellungen und sexuellen Leitbildern hat ein Fünftel von ihnen gar keine Sexualkontakte und nur die Hälfte mindestens einmal im Monat Geschlechtsverkehr.

Die Strukturen des Zusammenlebens befinden sich im Umbruch: Ehe, Kinderwunsch und christliche Moralvorstellungen nehmen an Bedeutung ab. Das Leitbild der bürgerlichen Familie mit geschlechtsspezifischer Arbeitsteilung verliert an Einfluss.

Liebe und Treue

Sexualität und Liebe gehören in der modernen Gesellschaft zusammen. Im Unterschied zur käuflichen Sexualität (Prostitution) gilt Sex aus Liebe – unabhängig vom Standpunkt zur Ehe – als Ideal.

Leitbild Liebesehe

Mit der Entstehung der bürgerlichen Familie (und Ehe) trat das Prinzip der Sympathie- und später der Liebesheirat in Kraft. Es ist bis in diese Tage gültiges Ideal, auch in Beziehungen, die die Ehe ablehnen. Im 18. und 19. Jahrhundert galt als »vernünftige Liebe« noch die Verbindung zwischen Mann und Frau zum Zweck einer Gütergemeinschaft und Arbeitsteilung sowie der Erzeugung von Nachkommen. Grundlage dieser Liebe sollte Zuneigung, Kameradschaft, Freundschaft und gegenseitige Verlässlichkeit sein.

Max Ernst: Es lebe die Liebe oder Pays charmant, 1923

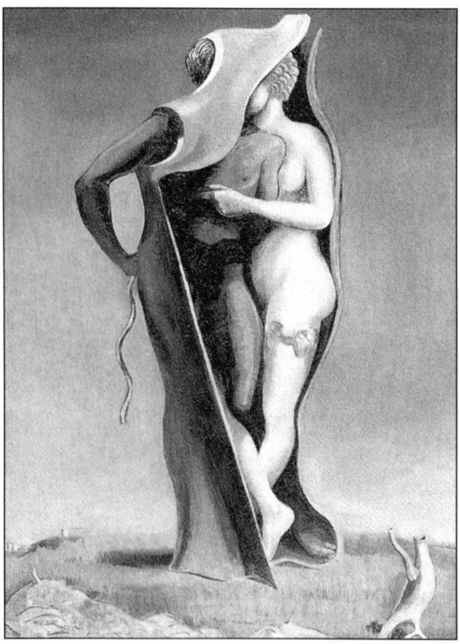

Neu daran war, dass die Ehe als Gefühlsgemeinschaft und die Einzigartigkeit bzw. Unersetzlichkeit des Partners hervorgehoben wurden. Im Zuge der steigenden Lebenserwartung verlängerte sich auch die Dauer von Ehen.

Erst sehr viel später – im 20. Jahrhundert, nach dem Ersten Weltkrieg – wurde in den Begriff »Liebe« (in der Ehe) auch die Leidenschaft, die dauerhaft sinnliche Liebe und erotische Anziehung einbezogen. In Abgrenzung zur anfänglichen bürgerlichen Zweckgemeinschaft, in der die Frau für das Familienleben, der Mann für die Einkünfte zuständig war, wurde die Einehe nun idealisiert und romantisiert. Die Liebe als alleiniger Heiratsgrund spielte vorher kaum eine Rolle, Erotik und Leidenschaften hatten mit der Institution Ehe wenig zu tun, sondern wurden, wenn überhaupt, anderswo ausgelebt.

Doppelmoral

Streng genommen galt die Monogamie meist ohnehin nur für Frauen. Bis ins Mittelalter war es auch in Mittel- und Westeuropa üblich, dass wohlhabende Männer mehrere Ehen (meist unterschiedlichen Ranges) gleichzeitig führten. Selbstverständlich war es auch ein offenes Geheimnis, dass Männer – je nach Finanzlage – sich Geliebte zulegten, sexuell über das weibliche Gesinde verfügten, ins Bordell oder einfach nur »fremd« gingen. Das gehörte sich für sie genauso, wie es sich für anständige Frauen nicht gehörte. Allerdings war es sowohl in höfischen als auch großbürgerlichen Kreisen keine Seltenheit, dass auch die Damen ihre Affären hatten.

»Man sagt zwar, allzu oft, dass eine Frau, die ihren Mann liebt, keine *Lust* verspürt, mit anderen Männern zusammen zu sein, und das ist auch höchst wahrscheinlich. Nur verrät es bloß etwas über abgebrochene Antennen, denn wenn ›Promiskuität‹ den Männern gefällt, warum dann nicht auch den Frauen?«

Suzanne Brøgger: ...sondern erlöse uns von der Liebe. Reinbek 1980

Die vom Christentum beeinflusste Doppelmoral von der Frau als Madonna oder Hure trieb Blüten bis Mitte des 20. Jahrhunderts und wirkt heute noch nach. Ungeachtet realer Lebensweisen und Erfahrungen gelten Frauen als monogamer und treuer als Männer – in den 70er Jahren nannte man es »verklemmter«. Verändert hat sich zwar, dass Frauen heute – besonders in den Großstädten – mehr sexuelle Freiheiten zugestanden werden als vor 30 oder 50 Jahren. Doch »Fremdgehen« während einer bestehenden heterosexuellen Beziehung gilt noch immer als Vergehen, für beide, Mann und Frau, aber bei Männern wird es eben für normaler gehalten (Sexualforscher behaupten, es sei unter homosexuellen Paaren verbreiteter als in lesbischen bzw. heterosexuellen Beziehungen).

Auch die Liebe wurde vom Kapitalismus erfunden. Liebe als dauerhafte erotische Verliebtheit, als Grundlage für das Eingehen einer Ehe oder festen (sexuellen) Beziehung wird erst seit etwa 100 Jahren so verstanden.

Sexualität als Ware

Der moderne Sex-Markt ist ein seit 20 Jahren expandierender Wirtschaftszweig mit vielen Facetten. Wer arm ist, kauft sich einen Plastikvibrator, wer Geld hat, besucht einen Erotik-Selbsterfahrungskurs unter Palmen.

Sexindustrie

»*Tropicana-Queen*, Rasse und Klasse sind in dieser *dunkelhäutigen Liebeskünstlerin* vereint. 155 cm groß. Langes, schwarzes Haar. Saugmund (Ø 3,7 cm, 8,5 cm tief). Vibrierende Verführ-Vagina (Ø 3,5 cm, 10 cm tief) und Anus (Ø 3,5 cm, 9 cm tief). *Aus extra stabilem Material* – hält auch schwergewichtigen Liebhabern stand.«

Beate-Uhse-Katalog, Januar 2000

Jede Kleinstadt hat heute Videotheken und ihren Sex-Shop, und wer dort nicht hingehen mag, bestellt im Sex-Versandhandel. Der bietet neben einem 24-Stunden-Service vor allem Masturbationshilfen an.

Die Firma Beate Uhse offerierte beispielsweise im Januar 2000 neben zwei männlichen allein 27 unterschiedliche weibliche Sexpuppen zwischen 49,80 DM und 995,00 DM, 19 handliche Vagina-Imitationen und über 50 Vibratoren, Dildos oder Penis-Imitationen. Der auch im Internet präsente Flensburger Versandhandel gehört zu den weltweit größten und zeichnet sich neben dem, was teilweise in den »Frei-ab-18«-Läden angeboten wird, durch akkurate deutsche Rechtschreibung und einen vorauseilenden Gehorsam gegenüber dem Gesetzgeber aus (»alle Modelle mindestens 18 Jahre alt«).

Sex-Hilfsmittel und Erotika sind eine einträgliche Geschäftsquelle geworden, seit es liberalere Gesetze für deren Verbreitung gibt. Nach dem Mauerfall waren es die Sex-Händler, die neben den Autoverkäufern in die ehemalige DDR einfielen und mit Freuden aufgenommen wurden.

Telefonsex-Anzeige

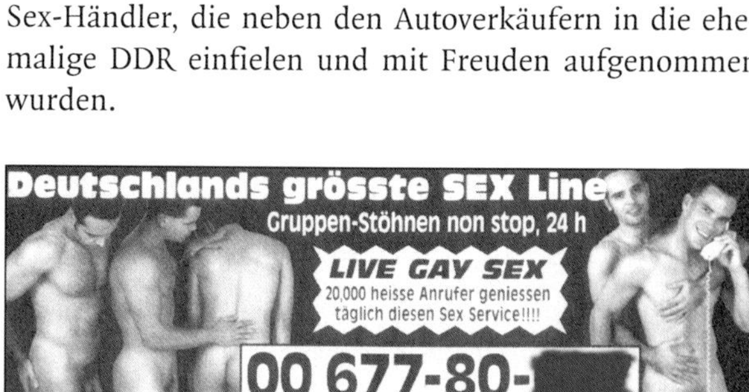

Ware Liebe und Beratungsmedizin

Die eher geschmacklosen bis peinlichen Pussys, Muschis und Zauberstäbe aus der Spielecke der Sex-Industrie sind nicht der einzige Bereich, in dem mit Sex bare Münze gemacht wird. Weit entfernt vom Verdacht der Nähe zu Schmuddeligem oder Sexismus agieren gewöhnlich all jene Geschäftsbereiche, die scheinbar nur am Rande mit Sexualität zu tun haben: Therapie, Pharmazie und Medizin.

Hier werden die seriösen Profite gemacht. Knapp zwei Drittel aller Frauen zwischen 15 und 45 Jahren in Deutschland nehmen regelmäßig Hormone zur Schwangerschaftsverhütung ein. Der Pillen-Jahresumsatz des Pharmakonzerns Schering lag 1995 bei etwa 80 Millionen DM, die Konkurrenzfirma Organon, deren Präparate allein 2,6 Millionen Frauen kauften, erreichte im gleichen Jahr 120 Millionen DM. Im Kampf um den Markt wurden in den 90er Jahren die jungen Frauen entdeckt. Die Einführung der »Teenager-Sprechstunde« in einigen Frauenarztpraxen wurde von der Pillenindustrie gefördert, ebenso verstecken sich hinter einigen Aufklärungsbroschüren in Arztpraxen pharmazeutische Werbekampagnen.

Noch viel unübersichtlicher ist der Psychotherapiemarkt, der sich mit Sexualität beschäftigt – und davon lebt. Es werden keine Statistiken erhoben darüber, welcher Therapeut als Sex-Problem-Spezialist gilt und welcher nicht, und wo der Übergang zwischen seriösen Therapiemethoden und eher abenteuerlichen Verfahren verläuft, ist umstritten. Für einige Aufregung hat lediglich immer wieder das Angebot von Sex-Selbsterfahrungs-Workshops oder Liebestherapien von Sekten geführt, was deren Beliebtheit keinen Abbruch tat.

»Wenn ich von Sexualität als Ware spreche, so meine ich damit nur in begrenztem Maße den Verkauf und Verleih, das Leasing und Hiring menschlicher Körper in der Prostitution, im Sex-Tourismus, in den Peepshows, Animier- und Striptease-Lokalen. Auch spreche ich nur beiläufig von den Clubs, die Gruppensex und Partnertausch anbieten, von Ehe- und Partnervermittlungsinstituten, von Kontaktmagazinen, von der Porno-Industrie, den Sex-Shops und dem Versandhandel mit Sex-Artikeln. Mein eigentliches Thema ist die Zersetzung aller sexuellen Werte und ihr Zerfall in Tauschwerte, die Verdinglichung der Libido und ihre Reduktion zum Konsumartikel.«

Ernst Bornemann: Sexuelle Marktwirtschaft. Vom Waren- und Geschlechtsverkehr in der bürgerlichen Gesellschaft. Frankfurt/M. 1994

Zeitgleich mit einer Sexualisierung hat gegen Ende des 20. Jahrhunderts auch eine Therapisierung der Gesellschaft stattgefunden. Nicht nur in der Sex-Industrie, sondern auch im medizinisch-therapeutischen Bereich wird mit Sexualität Profit gemacht.

Pornographie

Was ist Pornographie? Die Meinungen darüber gehen auseinander, ebenso darüber, wie politisch mit ihr umzugehen ist.

Erotik-Klischees

Herstellung und Vertrieb von Pornographie unterliegen dem Strafgesetzbuch (§ 184); verboten sind u. a. die Darstellung von sexuellen Handlungen mit Kindern oder Tieren und von Gewalt.

Pornos werden heute vor allem in Form von Videofilmen verbreitet. Relativ neu, aber expansiv vertreten, ist das Angebot im Internet, wo gegen Bezahlung Filme oder Bilder abgerufen werden können.

Unterschieden werden »Soft«-Pornos (in denen klinischer Kuschelsex gezeigt wird wie etwa in »Erotik«-Streifen im Fernsehen), »Hard«-Pornos (in denen Geschlechtsverkehr in Nahaufnahmen zu besichtigen ist) und so genannte »Snuff«-Pornos (eigentlich Horrorfilme mit Sex, in denen Gewalt, Mord, Vergewaltigung, Splatter-Elemente usw. die entscheidenden Inhalte darstellen). Letztere sind nach den bestehenden Gesetzen in Deutschland nicht zugelassen.

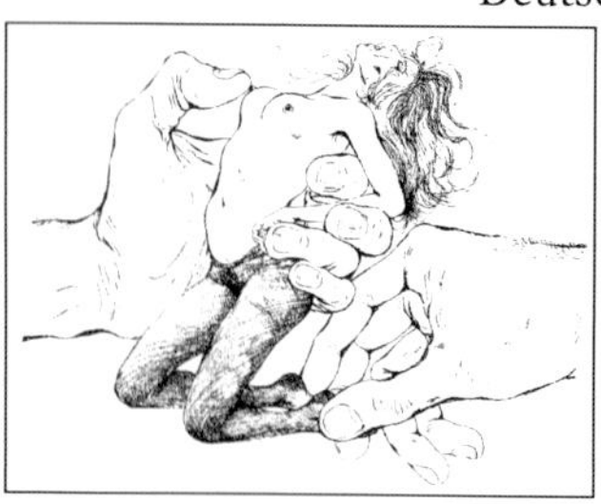

»Sie reizte den Mann in mir, ja sogar den brutalen Macker, den Macho«

Die meisten Videos gehören den ersten beiden Kategorien an und sind nach einfachsten Mustern hetero gestrickt: In grob zusammengehauenen Szenen begegnen sich meist schöne, sehr geile Frauen und meist nicht so schöne, sehr geile Männer. Dann wird ohne viel Federlesen losgebumst, zu zweit, zu dritt, zu viert, in rasender Eile aufeinander folgend und in unterschiedlichen Stellungen. Die Frauen schnurren, stöhnen und schreien spitz, und die Männer spritzen ab. Die Frauen wollen immer, und die Männer können immer.

Es existieren auch anspruchsvollere Filme und Bilder – insbesondere in der schwulen oder lesbischen Szene.

Gute Pornos oder zumindest Hinweise auf solche bekommt frau oder man eher dort als im normalen Videoladen.

Anti-Pornographie-Demonstration in New York 1979

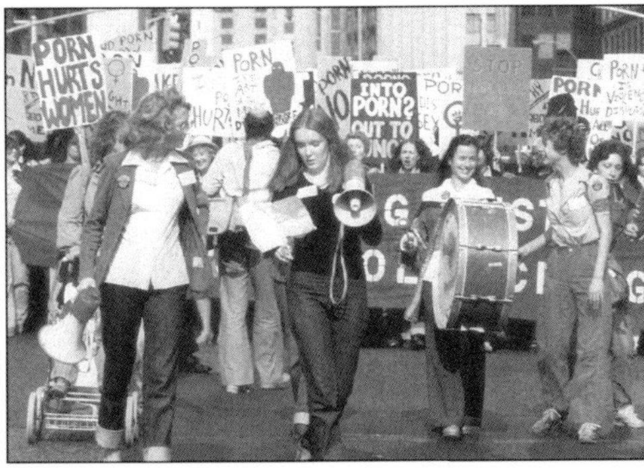

Gewalt, Sexismus und Zensur

Für die einen ist Pornographie ein Gipfel sexistischer Gewalt gegen Frauen, für andere ein zu verteidigendes Bedürfnis oder eine ernst zu nehmende Kunst, die es vor Zensur zu schützen gilt.

Im Zusammenhang mit der PorNo-Kampagne, die in den 80er Jahre aus den USA kommend auch in Deutschland Einfluss gewann und schärfere Gesetze gegen Pornographie forderte, vertraten vor allem Feministinnen – u.a. Alice Schwarzer – die Ansicht, dass Pornographie immer gewaltverherrlichend, sexistisch und für Frauen gefährlich sei.

In vielen Staaten der USA und in Kanada haben die damaligen Auseinandersetzungen zu Gesetzesverschärfungen geführt. Die Ablehnung bzw. das Verbot von Pornographie werden auch von konservativer und katholischer Seite unterstützt.

Die Kritikerinnen und Kritiker dieser Entwicklung – auch unter ihnen sind Feministinnen – wenden sich gegen Zensur. Unbestritten sei Pornographie zwar meist sexistisch orientiert – da Abbild der gesellschaftlichen Realität von Sexualität –, die Orientierung müsse jedoch in Richtung der Suche nach anderen Inhalten weisen. Dem männlichen Blick, unter dem heute Pornographie entsteht, müsse ein weiblicher entgegengesetzt werden.

»Es ist selbstverständlich so, dass sich Frauen die Darstellung des Obszönen und des Nackten zurückerobern müssen. (...) Meine Arbeit nenne ich antipornographisch, weil ich einen Bewusstmachungsprozess erzielen und nicht nur einfach aufgeilen möchte, obwohl mir das auch schon vorgeworfen worden ist. Es geht darum, Sexualität als etwas Politisches und nicht als etwas Unschuldiges zu begreifen, das einfach da ist.«

Elfriede Jelinek: Der Sinn des Obszönen. In: Claudia Gehrke (Hg.): Frauen und Pornographie. Tübingen 1988

Pornographie ist beliebt, aber umstritten. Porno-Videos sind meist Billigstfilme, die sexistische Klischees transportieren. Die Forderung nach »weiblicher« Pornographie grenzt sich von der nach Zensurverschärfungen ab.

Prostitution und Frauenhandel

Prostitution hat eine lange Kulturgeschichte. Sie gilt immer noch als verwerflicher als die Kulturgeschichte der Ehe. Beide haben aber miteinander zu tun.

Ware Sex

»Ohne Nachfrage kein Angebot. Seitdem es zu Hause schwieriger geworden ist, das gewohnte männliche Machtwort durchzusetzen, hilft die Dritte Welt, die lieb gewordene Rolle aufrechtzuerhalten. Ob als Ehefrau, Dienstmädchen oder Prostituierte: ›Exotische‹ Frauen haben nicht nur bei deutschen Männern Konjunktur.«

Ekkehard Launer: Frauenhandel. Göttingen 1991

Der Kauf und Verkauf sexueller Dienstleistungen war bereits in der Antike üblich. Mit der Entstehung der bürgerlichen Moralvorstellungen wurden die Huren als gefährlich oder verachtenswert gebrandmarkt. »Nutten« werden auch heute noch als unehrenhaft oder wenigstens bemitleidenswert angesehen. Dagegen wenden sich die Sex-Arbeiterinnen und weisen die herrschende Doppelmoral zurück, die einerseits Prostituierte verachtet, andererseits verheirateten Ehefrauen sexuelle Dienstleistungen gegenüber dem Gatten abverlangt.

Heute arbeiten mehr als eine halbe Million Menschen, überwiegend Frauen, in Deutschland im Gewerbe. Im Jahr 1998 sollen deutsche Freier 70 Milliarden DM für den Kauf meist weiblicher Sexualität ausgegeben haben. Weltweit waren es 1999 täglich rund eine Million Menschen, meist Männer, die Dienstleistungen von Prostituierten in Anspruch genommen haben.

Angemeldete Prostitution ist in Deutschland straffrei. Die Huren müssen Steuern zahlen, können sich jedoch nicht sozialversichern, weil ihre Arbeitgeber, oft ebenfalls Männer, als »Zuhälter« kriminalisiert werden (§ 180a, § 181a). Selbsthilfegruppen wie Hydra in Berlin fordern eine Anerkennung der Prostitution als Beruf.

»Von stark behaart bis zum Busenstar – alles zu finden«

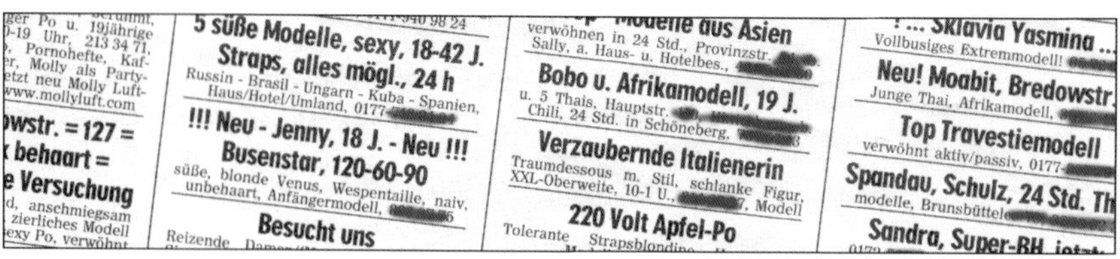
ger Po u. 19jährige
-19 Uhr, 213 34 71,
, Pornohefte, Kaf-
r, Molly als Party-
etzt neu Molly Luft-
www.mollyluft.com
wstr. = 127 =
behaart =
e Versuchung
d, anschmiegsam
zierliches Modell
exy Po, verwöhnt

5 süße Modelle, sexy, 18-42 J.
Straps, alles mögl., 24 h
Russin - Brasil - Ungarn - Kuba - Spanien,
Haus/Hotel/Umland, 0177[redacted]
!!! Neu - Jenny, 18 J. - Neu !!!
Busenstar, 120-60-90
süße, blonde Venus, Wespentaille, naiv,
unbehaart, Anfängermodell, [redacted]5
Besucht uns
Reizende

Modelle aus Asien
verwöhnen in 24 Std., Provinzstr.[redacted]
Sally, a. Haus- u. Hotelbes., [redacted]
Bobo u. Afrikamodell, 19 J.
u. 5 Thais, Hauptstr.[redacted]
Chili, 24 Std. in Schöneberg, [redacted]3
Verzaubernde Italienerin
Traumdessous m. Stil, schlanke Figur,
XXL-Oberweite, 10-1 U., [redacted]7, Modell
220 Volt Apfel-Po
Tolerante Strapsblondine

... Sklavia Yasmina ...
Vollbusiges Extremmodell! [redacted]
Neu! Moabit, Bredowstr.
Junge Thai, Afrikamodell, [redacted]
Top Travestiemodell
verwöhnt aktiv/passiv, 0177[redacted]
Spandau, Schulz, 24 Std. Th
modelle, Brunsbüttel[redacted]
Sandra, Super-BH

Freier auf Reisen und Frauenhandel

Die moderne Tourismusbranche hat im Bereich von Prostitution einige tief greifende Veränderungen ermöglicht. Insbesondere das, was sich hierzulande die meisten Huren nicht mehr bieten lassen (Sex ohne Kondom oder geächtete Praktiken, z. B. Sex mit Kindern), ist zum ertragreichen Geschäft im Nord-Süd-Gefälle zwischen reichen und armen Ländern geworden. Gesetzesänderungen im Zusammenhang mit Sex-Tourismus und Kinderprostitution machen es heute möglich, Freier auch in Deutschland anzuklagen, wenn die Tat im Ausland begangen worden ist.

Frauenhandel wird seit dem Zusammenbruch des Ostblocks vor allem mit Frauen aus den mittel- und osteuropäischen Ländern betrieben. In der Regel wird dieses Geschäft von Männern organisiert, die Mädchen und Frauen die Reise nach Deutschland ermöglichen. Das Schengener Abkommen (1995), das die Zuwanderung von Menschen in die Europäische Union stark einschränkte, hat den Frauenhandel begünstigt, weil es Migrantinnen seitdem kaum noch möglich ist, ohne Beziehungen nach Deutschland einzureisen. Frauenhändler organisieren das, nehmen den Frauen dann aber, wenn sie im Land sind, den Pass weg und zwingen sie angesichts ihrer Illegalität in die Prostitution.

Mitte der 80er Jahre waren es vor allem Asiatinnen, die aus unterschiedlichen Gründen und mit unterschiedlichen Absichten auf diesem Wege nach Deutschland kamen. Viele von ihnen haben ganz legal den Mann, der sie in einem »Katalog« bestellte und kaufte, geheiratet, viele arbeiten im Prostitutionsgewerbe. Das Geschäft läuft heute weitgehend über Internet.

»Prostitution gilt nach der geltenden Rechtsprechung als ein sittenwidriges Rechtsgeschäft und ist damit nichtig, weil es angeblich gegen das Anstandsgefühl aller billig und gerecht denkenden Menschen verstößt. Das bedeutet, dass eine Hure gegen ihren Freier nicht mit Erfolg klagen kann, wenn dieser den vereinbarten Lohn nicht gezahlt hat.
Also sollte jede Hure vor der Leistung ihren Lohn kassieren!«

HYDRA, Huren-Selbsthilfe-Organisation, http://www-lustgarten.de/hydra/pflicht.htm, August 1999

Prostitutions- und Freiergeschäfte bewegen sich wie andere Märkte auch im Widerspruch zwischen der Ausbeutung der »Dritten Welt« und den Forderungen nach besseren Arbeitsbedingungen.

Verhütungsmittel

Es gibt heute unterschiedliche Möglichkeiten, um eine ungewollte Schwangerschaft zu vermeiden. »Verhütung« ist in Deutschland legal. Die meisten Methoden sind Frauensache.

Was es gibt

In allen Kulturen früherer Zeiten wurden Kräuter, Wurzeln und mechanische Sperren zur Schwangerschaftsverhütung verwandt. Neu sind die chemischen Antikonzeptiva (Pille) und Methoden wie das Intra-Uterin-Pessar (Spirale). Aber auch Kondome (Pariser, Präservativ) und Scheidenpessare (Diaphragma) sind heute sicherer als früher.

Absolut zuverlässige Methoden sind nur der Verzicht auf Hetero-Sex oder – mit geringfügigen Einschränkungen – die operative Sterilisation. Bei Männern werden in diesem Fall die Samenleiter durchtrennt, bei Frauen die Eileiter.

Erste Hilfe bei Verhütungspannen:

Bis 48 Stunden nach dem ungeschützten Geschlechtsverkehr kann eine Schwangerschaft durch die Einnahme der »Pille danach« verhindert bzw. unterbrochen werden.

Bis zu fünf Tage danach beendet das Einsetzenlassen einer Sprirale die (mögliche) Schwangerschaft.

Die »Pille danach« ist ein verschreibungspflichtiges Medikament (2 x 2 Tabletten), das mittels hochdosierter Hormongaben ziemlich sicher die Einnistung eines eventuell befruchteten Eies in der Gebärmutter verhindert.

Als sehr sicheres Verhütungsmittel gilt heute die empfängnisverhütende »Pille« für die Frau. Sie muss täglich eingenommen werden und verändert durch Hormone den Menstruationszyklus oder die Schleimzusammensetzung am Muttermund. Ähnlich funktioniert die »Dreimonatsspritze«. Alle hormonellen Verhütungsmethoden sollten nur unter ärztlicher Kontrolle verwendet werden, da bei manchen Frauen (z. B. Raucherinnen) riskante Nebenwirkungen auftreten können. Junge Frauen sollten die Pille erst nehmen, wenn ihr Zyklus wenigstens ein Jahr lang regelmäßig eingetreten ist.

Als ebenfalls sehr sicher gilt die »Spirale«, die von der Frauenärztin in die Gebärmutter eingelegt wird und dort eine leichte Entzündung verursacht. Die Spirale verhindert nicht das Zusammentreffen des Eies mit dem männlichen Samen, sondern lediglich die Einnistung des befruchteten Eies in der Gebärmutter.

Bei richtiger Anwendung gilt auch das Diaphragma als sicher. Die Gummi-Latex-Kappe muss von der Frauenärztin angepasst und vor jedem Geschlechtsverkehr von der Frau selbst in die Scheide vor den Muttermund gelegt werden. Zusätzlich soll eine samenabtötende Creme benutzt werden, die aber nicht jede Frau verträgt.

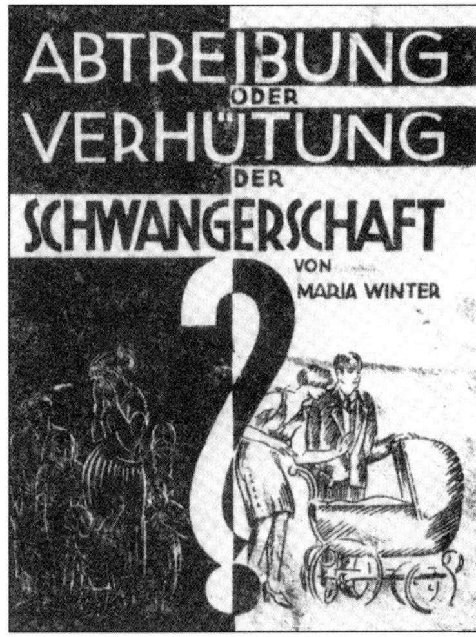

Titelblatt einer Aufklärungsschrift aus den 20er Jahren

Alternativen

Als ebenfalls zuverlässig, soweit es richtig angewandt wird, wird die Benutzung eines Kondoms angesehen. Die Handhabung ist unkompliziert, und die Verwendung führt weder beim Mann noch bei der Frau zu gesundheitsschädlichen Nebenwirkungen. Da Kondome gleichzeitig auch als sicherer Schutz vor HIV-Ansteckung gelten, ist ein »Verhüterli« eigentlich unschlagbar praktisch. Viele Frauen wollen sich aber nicht allein darauf verlassen, dass Männer Kondome benutzen. Manche Männer weigern sich auch, dies zu tun.

Etwas umständlich funktioniert die sympto-thermale Methode, in Deutschland »Natürliche Familienplanung« (NFP) genannt. Mittels täglicher Messungen der Morgentemperatur können die meisten Frauen nach sechs Monaten ihre »fruchtbaren Tage« exakt bestimmen. An diesen muss dann auf Sex mit Männern verzichtet oder wenigstens ein Kondom benutzt werden. Die Methode ist absolut unschädlich, eignet sich aber nur für Frauen mit einem disziplinierten und geregelten Lebensstil.

Pro Familia bietet im Internet einen laufend aktualisierten Service über Verhütungsmethoden an. Die »Verhütungstabelle« ist eine qualitative Auflistung aller möglichen Verhütungsmittel und -methoden. http://www.profa.de

Hormonpillen, Spiralen und die meisten anderen Methoden sind nicht nur harmlose Helfer, sondern haben gesundheitliche Nebenwirkungen für Frauen. Nur Kondombenutzung oder Temperaturmessungen sind frauenfreundliche Methoden.

Abtreibung

Was hat Abtreibung mit Sexualität zu tun? Eine Menge – zumindest für Heteros – weil Männer oft wild drauflospoppen, weil die Verhütung nicht klappte, weil Frauen oft wild drauflospoppen, weil Schwangerschaften nur Sinn machen, wenn man ein Kind will.

Warum abtreiben?

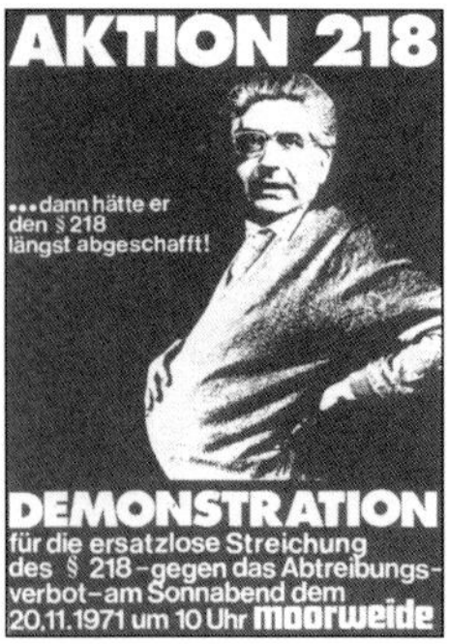
AKTION 218
...dann hätte er den § 218 längst abgeschafft!
DEMONSTRATION
für die ersatzlose Streichung des § 218 – gegen das Abtreibungsverbot – am Sonnabend dem 20.11.1971 um 10 Uhr moorweide

Plakat aus den 70er Jahren. Die Frauenbewegung und der § 218

Eine Abtreibung ist keine Verhütung einer Schwangerschaft, sondern der Abbruch derselben. Es handelt sich um einen medizinischen Eingriff, bei dem die Schwangerschaft medikamentös oder operativ beendet wird. Der Eingriff ist vom rein medizinischen Aspekt her nicht sonderlich gefährlich, vergleichbar etwa mit einer ambulant vorgenommenen größeren Kieferoperation. Es ist für die Frau aber keine Zahngeschichte, sondern eine bleibende Erinnerung, die mit Sexualität zu tun hat.

Es gibt mindestens tausend Gründe, warum Frauen abtreiben, und mindestens tausend Situationen, in denen Frauen ungewollt schwanger werden. Die meisten haben damit zu tun, dass sie aus wiederum tausend unterschiedlichen Gründen sich versehentlich zu ungeschütztem Geschlechtsverkehr haben hinreißen lassen. Und dies zutiefst bereuen, was aber gar nichts nützt, wenn plötzlich

Die wichtigsten aktuellen Gesetzestexte nach Paragraph 218

§ 218 Schwangerschaftsabbruch.
(1) Wer eine Schwangerschaft abbricht, wird mit Freiheitsstrafe bis zu drei Jahren oder mit Geldstrafe bestraft. Handlungen, deren Wirkung vor Abschluss der Einnistung des befruchteten Eies in der Gebärmutter eintritt, gelten nicht als Schwangerschaftsabbruch im Sinne des Gesetzes.

§ 218 a Straflosigkeit des Schwangerschaftsabbruchs.
(1) Der Tatbestand des § 218 ist nicht verwirklicht, wenn 1. die Schwangere den Schwangerschaftsabbruch verlangt und dem Arzt durch eine Bescheinigung nach § 219 Abs. 2 Satz 2 nachgewiesen hat, dass sie sich mindestens drei Tage vor dem Eingriff hat beraten lassen; 2. der Schwangerschaftsabbruch von einem Arzt vorgenommen wird und 3. seit der Empfängnis nicht mehr als zwölf Wochen vergangen sind.

Strafgesetzbuch, 33. Auflage April 1999

schnell eine Entscheidung getroffen werden muss. Jährlich treiben heute weltweit etwa 65 Millionen Frauen ab.

Paragraph 218 Strafgesetzbuch

Im Ernstfall bleibt der betroffenen Frau – so will es die Gesetzeslage Ende der 90er Jahre – wenig Zeit zum Denken. Sie muss sich schnell entscheiden, denn Abtreibung ist nur bedingt legal. Zu den Voraussetzungen gehört, dass die zwölfte Schwangerschaftswoche noch nicht erreicht ist und dass die Frau in der Frauenarztpraxis war und eine »Zwangsberatung« in einer Schwangerschaftsberatungsstelle besucht hat. Dort wird u. a. über ihr Sexualleben und über Verhütung gesprochen, manchmal aber auch versucht, Überzeugungsarbeit dafür zu leisten, dass sie die Schwangerschaft austragen soll. Nach dem derzeit gültigen, 1995 verabschiedeten Gesetz (§ 218) wird der eigenen Entscheidungsfreiheit der Frau über Schwangerschaft und Mutterschaft nur wenig Raum gegeben. Zwischen den einzelnen Beratungsterminen und dem Abbruch selbst müssen Fristen eingehalten werden.

Frauen müssen – die beteiligten Männer werden nicht herangezogen – einen Teil der Abtreibungskosten selbst bezahlen (die Krankenkassen dürfen nur für Beratungs- und eventuelle Folgekosten eintreten). Nur bei Vergewaltigung oder »medizinischen Indikationen« (Schwangere oder Leibesfrucht sind nach den herrschenden Katalogisierungen krank) wird eine Abtreibung von der Kasse bezahlt und ist an andere Einschränkungen gebunden.

In den vergangenen 30 Jahren haben Frauenbewegung und andere gesellschaftliche Gruppierungen immer wieder versucht, gegen den Paragraphen 218 vorzugehen. »Mein Bauch gehört mir!«, war in den 70er Jahren eine sehr bekannte Parole der Frauenbewegung. »Ob Kinder oder keine – entscheiden wir alleine!«, eine andere.

Die »Abtreibungspille«: Durch die Einnahme von Hormonen wird die Schwangerschaft ohne operativen Eingriff abgebrochen. Embryo und Gebärmutterschleimhaut werden wie bei einer Fehlgeburt abgestoßen. Die Einnahme der Medikamente zieht sich über einige Tage hin, und es schmerzt meist über Stunden. Frau muss die Tabletten unter ärztlicher Aufsicht einnehmen und eine gynäkologische Nachuntersuchung vornehmen lassen, weil lebensgefährliche Komplikationen auftreten können.

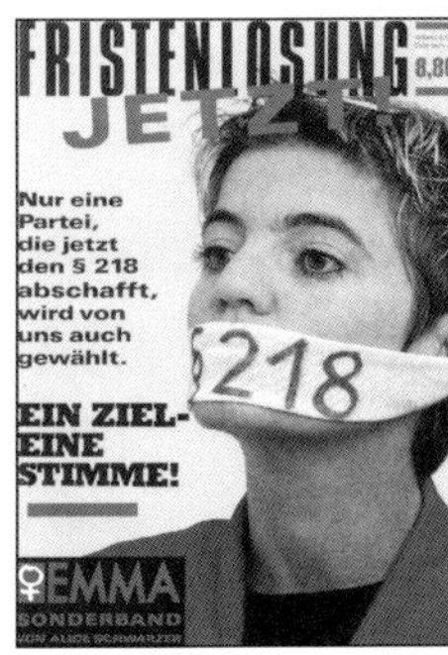
8,80
Nur eine Partei, die jetzt den § 218 abschafft, wird von uns auch gewählt.
218
EIN ZIEL-
EINE
STIMME!
EMMA
SONDERBAND
Titel der »EMMA«, Sonderband Fristenlösung

Die Entscheidung für eine Abtreibung muss schnell getroffen werden. Nach Paragraph 218 Strafgesetzbuch ist die Schwangerschaftsunterbrechung nur unter bestimmten Ausnahmebedingungen möglich.

Aids und Geschlechtskrankheiten

Leider können beim Sex auch Krankheiten übertragen werden. Früher war es vor allem Syphilis, die Angst und Schrecken verbreitete. Seit etwa 20 Jahren gilt Aids als gefährlichste durch Geschlechtsverkehr übertragbare Krankheit.

»Gleichwohl, die von der ›Aids-Aufklärung‹ angebotenen Techniken sind Mittel, mit denen die Sexualität wenigstens teilweise der Diktatur der Angst entwunden werden kann. Freilich gerät sie dadurch unter die Herrschaft einer neuen Diktatur, der der Gesundheit, die zu erhalten zum obersten Prinzip sexuellen Handelns wird.«

Martin Dannecker: Der homosexuelle Mann im Zeichen von Aids. Hamburg 1991

Aids

Aids ist die Abkürzung für Acquired Immune Deficiency Syndrome (erworbenes Immun-Defekt-Syndrom). Die Krankheit wird durch das HIV-Virus (Human Immunodeficiency Virus: menschlicher Immundefekt-Virus) hervorgerufen und durch den Austausch von Blut, Sperma- oder Vaginalflüssigkeit und Muttermilch übertragen. Aids ist eine tödliche Krankheit, gegen die es bis heute noch keine wirksamen Medikamente gibt. Man stirbt an den Folgen des völligen Zusammenbrechens des körpereigenen Abwehrsystems. Aids bricht allerdings nicht sofort nach einer HIV-Infizierung aus – die bisherigen Beobachtungen des Krankheitsverlaufes nennen eine zeitliche Spannbreite von einigen Monaten bis zu zehn Jahren.

Das HIV-Virus wird vor allem durch Geschlechtsverkehr, das gemeinsame Benutzen von Injektionsspritzen und bei HIV-positiven Schwangeren von der Mutter auf das Kind übertragen. Es wird heute davon ausgegangen, dass Speichel, Schweiß, Urin und Tränen keine Infektionsquellen darstellen, und schon gar nicht einfache Berührungen oder der Alltagskontakt mit HIV-Infizierten oder Aids-Kranken.

Weltweit waren bis 1999 etwa 33 Millionen Menschen HIV-infiziert – in Deutschland sollen es 1997 etwa 60 000 gewesen sein. Mehr als 85 Prozent der Infizierten leben in Ländern der »Dritten Welt«. Über die Entstehungsgeschichte von Aids herrscht Unklarheit – rückblickend wird davon ausgegangen, dass die Seuche etwa 1970 in Zentralafrika ausbrach. Da die Krankheit erstmals 1981 bei US-amerikanischen Schwulen entdeckt wurde, galt sie in den 80er Jahren lange als »Homosexuellenkrankheit« und verstärkte in vielen Ländern – auch in Deutschland – schwulenfeindliche Vorurteile.

»Safer Sex« – vor allem Kondombenutzung – ist Ende des 20. Jahrhunderts zu einem Schlagwort der Aufklärung geworden. Bei Verdacht auf Ansteckung kann man einen HIV-Test machen lassen. Auskünfte und Hilfe gibt es u. a. bei den Aids-Beratungsstellen in fast jeder größeren Stadt.

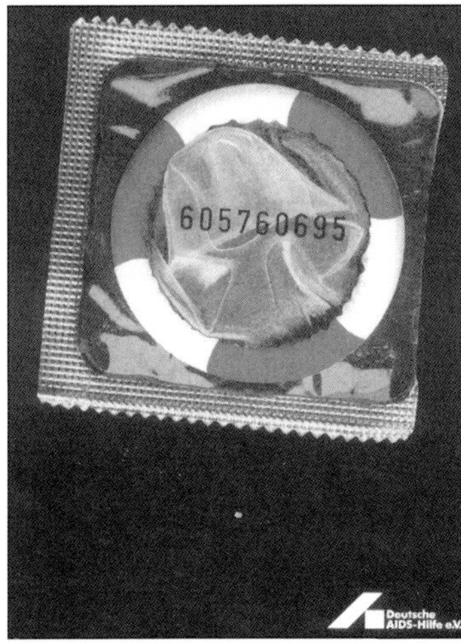

Postkarte der Deutschen AIDS-Hilfe e.V.

Safer Sex:

Das HIV-Virus kann bei jeder Art Geschlechtsverkehr übertragen werden, vor allem vaginal und anal, aber die Gefahr der Infektion ist auch bei oralem Sex nicht ausgeschlossen. Der einzige verlässliche Schutz vor Ansteckung besteht im Praktizieren von »Safer Sex« – und geschützter Sex heißt, dass für den Schwanz immer ein sachgerecht aufgezogenes Latexkondom benutzt werden muss. Von einigen Aids-Beratungsstellen und Medizinern wird zu einem Latexschutz auch bei lesbischem Oralverkehr geraten.

Andere Geschlechtskrankheiten

Die Benutzung von Kondomen schützt auch vor Ansteckung mit den »klassischen« Geschlechtskrankheiten. Deren Bedeutung ist durch Aids stark in den Hintergrund getreten, zumal sie heute meist durch Penicillin- oder andere Antibiotika schnell und wirksam behandelt werden können. Relativ verbreitet sind noch der Tripper (Gonnorrhö) und eine weitere Infektion mit Bakterien namens Chlamydien. In Europa fast ausgestorben ist die Syphilis – früher die berühmteste und oft tödlich verlaufende Geschlechtskrankheit. Auch Herpes und Hepatitis können beim Geschlechtsverkehr übertragen werden. Grundsätzlich gilt, dass bei Veränderungen des Scheidenausflusses oder juckenden, brennenden Beschwerden an den Geschlechtsorganen ein Arzt oder eine Ärztin aufgesucht werden sollen, um die Diagnose abzuklären und eine Behandlung einzuleiten.

Die meisten Aids-Kranken leben in den armen Ländern. Die Ansteckung durch Aids als auch andere Geschlechtskrankheiten kann durch die Benutzung von Kondomen verhindert werden.

Gewalt und Missbrauch

Auch selbstbestimmte Sexualität kennt den Reiz des Verbotenen. Wo ist die Grenze zur sexuellen Gewalt?

Wenn ein Mann dich gewaltsam bedroht, rufe laut: »Feuer, es brennt!!!«

Erfahrungsgemäß reagieren viele Leute – aus Angst um ihren eigenen Besitz – eher auf eine Feuerwarnung als auf den Hilferuf einer Frau.

Verhaltensregel aus der Frauenbewegung

Anmachen

Das Zusammenleben zwischen Männern und Frauen ist keineswegs nur von friedlich-lustvollen erotischen Spannungen geprägt, sondern auch vom Gegenteil. Mit diesem Bewusstsein bewegen sich Frauen in der Öffentlichkeit, und mit diesem Wissen lallen viele Männer Frauen mit sexistischen Sprüchen voll. Ob am Arbeitsplatz oder an der Bushaltestelle: Frauen müssen damit rechnen, verbal oder auch körperlich beleidigt oder angegriffen zu werden.

Dieser alltägliche Zustand war gegen Ende des 20. Jahrhunderts Inhalt vieler Diskussionen, »Busengrabscher« im Betrieb wurden angezeigt, sexistische Anmachen in der öffentlichen Wertung disqualifiziert. Dennoch gehören sie vielerorts noch zum Repertoire ganz »normalen« männlichen Verhaltens.

Vergewaltigung

Es ist vor allem der Frauenbewegung zu verdanken, dass Erfahrungen mit sexueller Gewalt von Frauen heute nicht mehr nur als Schicksal oder eigenes Versagen (Ich habe ihn provoziert) eingeschätzt werden. Vergewaltigung hat eine Tradition, die so alt ist wie das Patriarchat und zeitweise – bis heute – sogar als »Kavaliersdelikt«, Ehe- oder Kriegsrecht des Mannes begriffen wird.

In Deutschland ist zwar in jüngster Zeit auch die Vergewaltigung in der Ehe zu einem strafbaren Vergehen geworden, aber die Gesetze (§ 177) ändern nichts daran, dass am Stammtisch und in Männercliquen weiter über »vergewohltätigen« phantasiert wird und die Ansicht vorherrscht, dass Frauen, wenn sie »Nein« sagen, das Gegenteil meinen.

Nur etwa zehn Prozent aller Vergewaltigungen werden überhaupt angezeigt. Frauen, die vergewaltigt wurden, empfinden Scham- und Ohnmachtsgefühle, die traumatische Folgen haben. Es ist immer ratsam, professionelle Hilfe in Anspruch zu nehmen (Notruf), auch wenn frau keine Anzeige erstatten will (die Erfahrungen mit Polizei und Gerichten sind widersprüchlich und werden nicht selten als »zweite Vergewaltigung« empfunden). Frauen scheuen manchmal auch eine Anzeige, weil der Vergewaltiger ein Bekannter, Freund oder Verwandter ist und nicht der »unbekannte Fremde« – Vergewaltigungen finden oft in Konstellationen statt, die den Opfern peinlich sind. Die Mitarbeiterinnen der Beratungsstellen für vergewaltigte Frauen, aber auch die Hausärztin oder der Hausarzt sind an die Schweigepflicht gebunden.

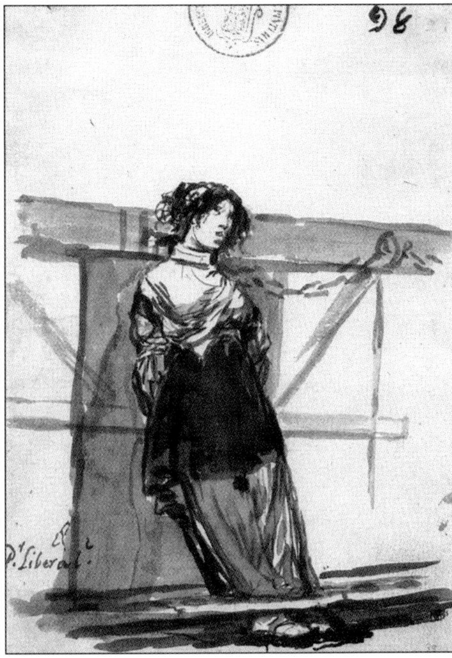

Pinselzeichnung von Francisco Goya: »Weil sie eine Liberale ist?«

Männer, die vergewaltigt haben, können ihr Verhalten heute in speziellen Therapien oder Selbsthilfegruppen hinterfragen und verändern. In der Regel gehört das auch zu den gerichtlichen Auflagen nach einer Verurteilung.

In manchen Ratgebern der 90er Jahre wird die Meinung vertreten, dass Vergewaltigung nicht eigentlich etwas mit Sexualität oder »Triebbefriedigung« zu tun habe, sondern allein der Ausübung von Macht und Kontrolle über Frauen diene. Eine solche Argumentation bemüht sich um die Katalogisierung von Sexualität in eine harmlos-gute und eine gewaltsam-schlechte. Sexualität und Gewalt sind aber nach den Erkenntnissen der Sexualwissenschaften und der Psychoanalyse nicht gegensätzliche Pole. Problematisch – und gefährlich – wird das immer dann, wenn gesellschaftliche und individuelle

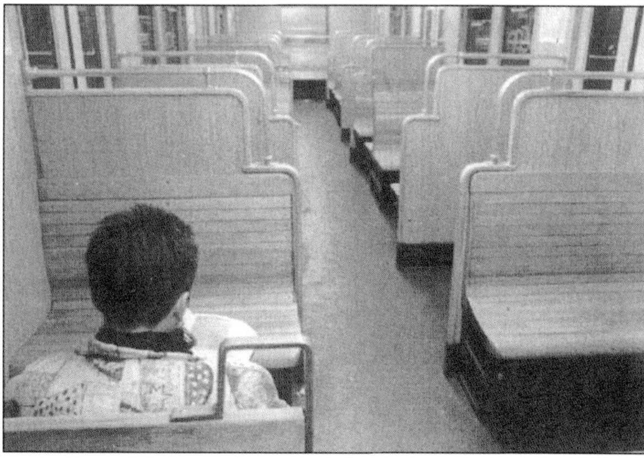

Angstszenario:
Leere S-Bahn bei Nacht

»Er war ein sehr schöner Mann, braun mit schönen weißen Zähnen, wenn er lächelte, und hellen Augen. Er musste wohl seine dreißig Jahre alt sein.
Er fühlte sich sehr einsam, war traurig, von den Wohnblocks hatte er die Nase voll, bald, sagte er, werde die ganze Welt so sein, und dass Leuten, mit denen noch was los sei, nichts übrig bliebe, als auf den Planeten Mars abzuhauen. Er sah mich an und sagte mir, er sei auf dem Wege, verrückt zu werden, aber er lächelte, er sah gar nicht verrückt aus, im Gegenteil.
– Wie alt bist du denn? fragte er mich
– Elf Jahre.
Ich log ein wenig.
– Madonna, sagte er.«

Chistiane Rochefort: Kinder unserer Zeit. Frankfurt/M. 1978

Konstellationen zu Handlungen führen, die gegen den Willen oder das Einverständnis der anderen Person gerichtet sind. Jede Vergewaltigung gehört in diese Kategorie.

Sexueller Missbrauch

Im Grunde gilt für den sexuellen Missbrauch von Kindern ein ähnlicher Hintergrund. Je kleiner Kinder sind (auch Babys werden vergewaltigt), desto deutlicher ist, dass die sexuellen Handlungen nicht einvernehmlich zwischen zwei halbwegs gleichgestellten Partnern stattfinden, sondern vor allem im mehr bis minder gewaltsamen Benutzen des Schwächeren bestehen.

In Deutschland ist sexueller Kontakt mit Kindern unter 14 Jahren strafbar (§ 176). Zu sexuellen Handlungen zählen dabei nicht allein der ausgeübte Geschlechtsverkehr, sondern auch körperliche Berührungen, verbale Anmachen in sexueller Absicht oder das Zeigen von Pornographie. Verboten sind darüber hinaus sexuelle Kontakte zwischen Erwachsenen und »abhängigen« Jugendlichen unter 18 Jahren (Auszubildende, SchülerInnen).

Die überwiegende Mehrheit aller Missbrauchsvergehen findet im Familien- oder Bekanntenkreis der betroffenen Kinder statt. Die früher übliche Warnung vor dem fremden »Schokoladenonkel« ging an diesen Realitäten völlig vorbei. Man schätzt heute, dass weniger als zehn Prozent aller Missbrauchsdelikte an Kindern von Fremden begangen werden.

Für die Opfer ist die Einordnung und Verarbeitung des Geschehens oft besonders konfliktreich, wenn der Täter – nicht selten der Vater – ihnen emotional nahe steht oder stand. Sexueller Missbrauch an Kindern ist aber kein ausschließliches Männerdelikt, wenn auch 80 Prozent aller (angezeigten) Vergehen von männlichen Tätern ausgeübt werden.

Die Enttabuisierung von sexuellen Missbrauchserfahrungen in der Kindheit, wie sie in den 80er und 90er Jahren vor allem von feministischer Seite vorgenommen wurde, wird in der Sexualforschung kritisch diskutiert: Zwar könne die öffentliche Sichtbarmachung der Problematik entlastend für das Opfer wirken. Bemängelt werden aber Pauschalisierungen und Vorurteile in der Missbrauchsdebatte: wenn zum Beispiel nicht differenziert wird, ob das betroffene Kind drei oder dreizehn Jahre alt ist, oder geleugnet wird, dass es auch eine kindliche Sexualität gibt.

Missbrauchsopfer leiden nicht immer, aber sehr oft, lebenslang unter Traumata, derer sie sich nicht einmal selbst bewusst sein müssen. In manchen Fällen wird die Erfahrung aus der Kindheit erst während einer Therapie, die aufgrund von psychischen Störungen begonnen wurde, im Erwachsenenalter wieder erinnert. Menschen, die als Kind sexuell missbraucht worden sind oder diese Vermutung haben, können und sollten die Hilfe von Beratungsstellen und Selbsthilfegruppen in Anspruch nehmen.

»Auch wenn ein Kind sich noch so verführerisch einem Erwachsenen gegenüber verhält, kann dies niemals heißen, dass es Schuld an einem sexuellen Missbrauch trägt. Die Verführung durch Kinder jedoch zu leugnen, hätte fatale Folgen für die psychosexuelle Entwicklung von Kindern.«

Herta Richter-Appelt: Sexuelle Traumatisierungen und körperliche Misshandlungen in der Kindheit. In: Beiträge zur Sexualforschung 71. Heterosexuelle Verhältnisse. Stuttgart 1995

Vergewaltigungen und sexueller Missbrauch an Frauen und Kindern sind nicht nur strafbare Handlungen, sondern auch Ausdruck von Machtverhältnissen, die Männergewalt verharmlosen.

Sexuelle Schwierigkeiten

Heute wird die störungsfreie, problemlose Sexualität zum Lebensinhalt gekürt: Der Orgasmus ist machbar, Frau Nachbar! – Und wenn nicht?

Körper, Sex und Psyche

»Die Sexualwissenschaft half zwar, Verbote aufzuheben, sie schuf zugleich aber neue Gebote. Sie tendierte dazu festzusetzen, was normal ist, lief Gefahr, sexuelle Gesundheit zu definieren. Wenn über 90 Prozent der Männer bis zum Alter von 20 Jahren Selbstbefriedigung machen, dann gehört nun derjenige, der diese Erfahrung nicht hat, zu einer Minderheit. Er gerät in Verdacht. In den Verdacht, verklemmt, gehemmt, triebschwach oder irgendwie auf dem falschen Weg zu sein.«

Gunter Schmidt: Das grosse DER DIE DAS. Über das Sexuelle. Herbstein 1986

Die Idee und Erkenntnis, dass manche physischen oder psychischen Beschwerden im Zusammenhang mit der Sexualität stehen könnten, war vor 100 Jahren beinahe revolutionär – als Sexualität nichts mehr sein durfte als ein dunkler Trieb, den es nach Ansicht von Kirche und bürgerlichen Wissenschaften zu beschneiden und zu unterdrücken galt. Alle illustren Namen der damals brandneuen Psychoanalyse und Sexualforschung nahmen sich dieses Themas an: Sigmund Freud, Erich Fromm, Wilhelm Reich, Magnus Hirschfeld und viele andere. Dass Frauen nicht von Natur aus zur Frigidität neigen und Homosexuelle nicht »pervers« sind, dass Onanie nicht krank macht und sexuelle Abweichungen von irgendwelchen »Normalitäten« ganz komplizierten Mechanismen folgen, sind einige ihrer Erkenntnisse, denen heute zumindest seriösere Fachleute nicht widersprechen.

1948 bzw. 1953 erschienen in den USA die Kinsey-Studien über das Sexualverhalten des Mannes bzw. der Frau. In den 60er Jahren provozierten seine Fachkollegen William H. Masters und Virginia E. Johnson einen Skandal mit der Veröffentlichung einer Forschungsarbeit, aus

Ausriss aus der »Bravo«

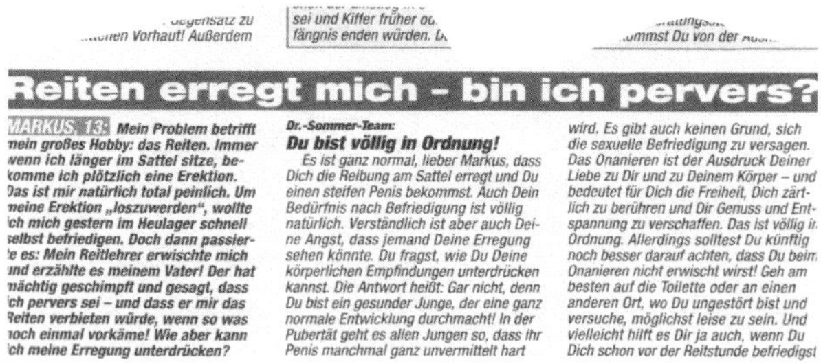

Reiten erregt mich – bin ich pervers?

MARKUS, 13: ***Mein Problem betrifft mein großes Hobby: das Reiten. Immer wenn ich länger im Sattel sitze, bekomme ich plötzlich eine Erektion. Das ist mir natürlich total peinlich. Um meine Erektion „loszuwerden", wollte ich mich gestern im Heulager schnell selbst befriedigen. Doch dann passierte es: Mein Reitlehrer erwischte mich und erzählte es meinem Vater! Der hat mächtig geschimpft und gesagt, dass ich pervers sei – und dass er mir das Reiten verbieten würde, wenn so was noch einmal vorkäme! Wie aber kann ich meine Erregung unterdrücken?***

Dr.-Sommer-Team:

Du bist völlig in Ordnung!

Es ist ganz normal, lieber Markus, dass Dich die Reibung am Sattel erregt und Du einen steifen Penis bekommst. Auch Dein Bedürfnis nach Befriedigung ist völlig natürlich. Verständlich ist aber auch Deine Angst, dass jemand Deine Erregung sehen könnte. Du fragst, wie Du Deine körperlichen Empfindungen unterdrücken kannst. Die Antwort heißt: Gar nicht, denn Du bist ein gesunder Junge, der eine ganz normale Entwicklung durchmacht! In der Pubertät geht es allen Jungen so, dass ihr Penis manchmal ganz unvermittelt hart wird. Es gibt auch keinen Grund, sich die sexuelle Befriedigung zu versagen. Das Onanieren ist der Ausdruck Deiner Liebe zu Dir und zu Deinem Körper – und bedeutet für Dich die Freiheit, Dich zärtlich zu berühren und Dir Genuss und Entspannung zu verschaffen. Das ist völlig in Ordnung. Allerdings solltest Du künftig noch besser darauf achten, dass Du beim Onanieren nicht erwischt wirst! Geh am besten auf die Toilette oder an einen anderen Ort, wo Du ungestört bist und versuche, möglichst leise zu sein. Und vielleicht hilft es Dir ja auch, wenn Du Dich schon vor der Reitstunde befriedigst der hervorging, dass der weibliche Orgasmus in erster Linie über die Klitoris stimuliert werde und nicht in der Vagina.

»Berti, Erektionspumpe (das Potenz-Kondom) trainiert Ihre Manneskraft. Mit Hilfe des Unterdruck-Ventils wird im 2-Kammer-Pneumatik-System ein Vakuum erzeugt, das Ihnen zu meisterlichen Erektionen verhilft. Inkl. Handpumpe und Druckregulierer.«

Beate-Uhse-Katalog 1/2000

Kein Sex als Krankheit?

Die chemisch erzeugten Hormone der Pille und die Liberalisierung in Folge der »Sexuellen Revolution« taten ihr Übriges: Jede und jeder weiß heute scheinbar Bescheid – guter Sex, flotte Orgasmen, eine mehr oder weniger vorzeigbare Beziehung gelten als machbar, wenn mensch nur will. Die Bandbreite, wie das gehen soll, ist enorm und bleibt dennoch technisch – und unpolitisch: Safer Sex, Porno-Shop und -Video, Viagra-Pillen oder andere Potenzmittel, Liebes- und Stellungstechniken bis zum Abwinken, und für die Alternativen gibt es spirituelle Rituale oder Ayurveda-Rezepte. Wer nicht onaniert, orgastiert und dauernd hechelt, scheint irgendetwas nicht verstanden zu haben.

Kritische Sexualforscher warnen vor diesem Machbarkeitswahn, der – ungewollt – von der Sexualforschung selbst mit provoziert worden ist. Die Idee der »befreiten Sexualität« – ein Schlagwort der 60er Jahre – sei heute in ihr Gegenteil verkehrt worden: Es sei nicht weniger unterdrückend als ein Verbot, wenn sexueller Genuss als positiv und unerlässlich verschrieben würde.

Daneben gibt es selbstverständlich ganz reale sexuelle Störungen und Probleme. Manche Menschen leiden unter ihren Vorlieben oder fürchten, »pervers« zu sein. Auf traumatische Erfahrungen (Vergewaltigung, sexueller Missbrauch in der Kindheit) können schwerste sexuelle Probleme bis hin zur Orgasmusunfähigkeit folgen. Auch nach Geburten oder Operationen können sexuelle Schwierigkeiten auftauchen.

Sexuelle Störungen sind nur die, die man selbst als solche empfindet oder die anderen offensichtlich schaden. Die gegenwärtigen Ansprüche an Sex haben eher mit Leistungsdruck zu tun als mit der Idee einer selbstbestimmten Sexualität.

Mädchen und Frauen

Sind es die Gene, die »Weiblichkeit« ausmachen? Oder sind Mädchen nur falsch erzogen worden, wenn sie sich nicht durchsetzen können? Sind Frauen anders als Männer?

»Frauen mit großen Köpfen sind herrschsüchtig. Man wähle sich eine Frau, welche in der Haltung des Kopfes etwas Edles, Bescheidenes hat, besonders wenn ihr Haarwuchs stark, lang, weich und kastanienbraun ist. Bei Frauen der Art paaren sich Sanftmuth und Stärke. Die schönen Blondinen sind auch nicht zu verachten; denn ihre Haupteigenschaften sind Umgänglichkeit, Gelehrigkeit, Hingebung.«

Dr. J. F. Albrecht: Heimlichkeiten der Frauenzimmer oder Die Geheimnisse der Natur. Leipzig 1851

Mädchenerziehung

Frauen werden andere »typische« Aufgaben und Eigenschaften zugeordnet als Männern, vor allem jene, die mit Fürsorge für andere Menschen in Verbindung gebracht werden. Frauen verhalten sich zweifellos oft anders als Männer: Sie wirken weniger aggressiv, sie weinen statt zu brüllen, sie scheinen sozialer und opferbereiter zu sein. Diese Beobachtungen führten immer wieder zu Schlussfolgerungen, die behaupten, dass bestimmte Eigenschaften und Verhaltensweisen angeboren – genetisch angelegt – seien.

Beobachtende Studien in verschiedenen (westlichen) Ländern wiesen in den 70er Jahren nach, dass es sogar die Mütter selbst sind, die sehr unterschiedlich mit ihrem Nachwuchs umgehen: Mädchen-Säuglinge werden im Durchschnitt kürzere Zeit gestillt als männliche Säuglinge, und sie erhalten weniger Förderung und Zuwendung als ihre Brüder. Die Erwartungen an weibliche Kinder sind, dass sie ruhiger, »pflegeleichter«, ordentlicher und sozialer seien als Jungs.

Auch wenn es gegen Ende des 20. Jahrhunderts üblich wurde, eine gleichberechtigte Mädchenerziehung und -ausbildung anzustreben, sind viele Handlungen und Signale, denen Mädchen (und Jungen) ausgesetzt sind, noch von geschlechtsspezifischen (Vor-)Urteilen geprägt. Mädchen werden in der Regel »repressiver« erzogen. Sie werden eher auf den Topf gedrängt; ihr lautes Protestgebrüll wird als Zeichen von Trotz und nicht als eines von Durchsetzungswillen gedeutet, ihre Lebhaftigkeit wird getrimmt.

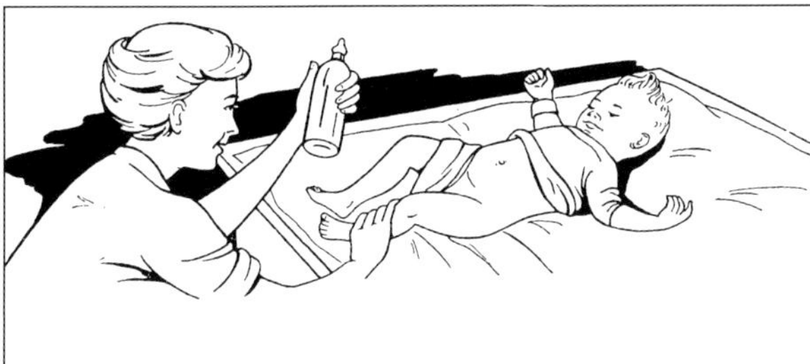

Die Frau als Mutter

Ausschnitt aus einem Gesundheitsratgeber von 1957, »Die Frau als Mutter«

Die braven Puppenmütter

Die Folge ist, dass kleine Mädchen gezwungen sind, mehr Freundlichkeit und »soziales Verhalten« aufzubringen als ihre Brüder, um die gleiche Aufmerksamkeit und Zuwendung zu erhalten wie diese. Kleine Mädchen gelten beim Spielen als kooperativ und mögen Rollenspiele. Auch das kann als Folge dieser Erfahrungen gewertet werden und wird in den meisten Kinderzimmern dadurch verstärkt, dass sie eine völlig andere Spielzeugwelt erleben als Jungen: erst die Puppen, später die Haushaltsgeräte in Pink. Nur wenige Mädchen werden dazu ermutigt, mit Technik-Spielzeug umzugehen. Erst seit 15 Jahren wird kritisiert, dass es in Bilderbüchern und anderen medialen Angeboten für Kinder nur selten Identifikationsvorbilder von starken, mutigen, selbstbewussten Frauen gibt.

Bis ins Schulalter scheinen sich viele Mädchen trotzdem allerhand zuzutrauen. Die wilden Mädchen – wie ein kleiner Junge! – von heute sind manchen Lehrern und Verwandten ein Graus. »Mädchen, die pfeifen, und Hühnern, die kräh'n, denen muss man beizeiten die Hälse umdrehen!«, sprach der Volksmund noch in den 50er Jahren. Die Mädchen von heute dürfen pfeifen und Hosen tragen, doch sie wachsen mit ganz widersprüchlichen Ratschlägen auf: Sie sollen stark und selbstbewusst sein, aber eben doch auch artig, adrett und hilfsbereit. Sie dürfen, kurz gesagt, ein wenig »typisch männliches« Rollenverhalten üben, sollen aber gleichzeitig auch das »weibliche« beherrschen.

»Müssen sich leider auch Mädchen mit der Berufswahl beschäftigen, anstatt sich auf den schönsten und natürlichsten aller Berufe, den der Hausfrau und Mutter, vorzubereiten, dann wählen sie am besten einen Beruf, der ihnen begabungsmäßig liegt. Möchten doch die Mädchen früh genug damit anfangen, zu erkennen, dass sie zu Hüterinnen des Herdes, Kameradinnen von Mann und Kindern bestimmt sind.«

Alfred Brauche: Das große Buch der Naturheilkunde, Gütersloh 1957/1977

Tochter sein

»Selbst wenn wir annehmen könnten, dass die Erwartungen, mit denen Eltern das Neugeborene begrüßen, für Mädchen und Jungen völlig gleich wären, so wäre die Ausgangslage der Kinder je nach Geschlecht grundlegend verschieden. Denn aufgrund des asymmetrischen Geschlechterverhältnisses in unserer Gesellschaft ist die Person, die dem Kind Lust, Geborgenheit, Anerkennung und Befreiung von Leid verschafft, in dem einen Fall desselben, im anderen Fall des anderen Geschlechts, d.h. auf jeden Fall eine Frau.«

Carol Hagemann-White: Sozialisation: Weiblich – männlich? Opladen 1984

Kinder werden vom ersten Schrei an von Frauen umsorgt und bemuttert. Meist ist es sogar nur eine einzige Frau – die leibliche Mutter. Die Psychoanalyse hat herausgefunden, dass diese Erfahrungen für das Kind – je nachdem, ob es ein Mädchen oder ein Junge ist – verschiedene Bedeutungen hat: Die Person, die »muttert«, also Geborgenheit, Nahrung und Nähe verschafft, ist in dem einen Fall desselben, im anderen des anderen Geschlechts. Das weibliche Kind nimmt seine Ich-Abgrenzung gegenüber einer Frau, einer Person des eigenen Geschlechts, vor.

Töchter haben es nach dieser Theorie vorübergehend sogar leichter als Söhne, weil sie eine länger anhaltende Phase der Identifikation mit der Mutter erleben. Dies führe aber dazu, dass das Mädchen später Schwierigkeiten damit habe, sich selbst als eigenständige Person wahrzunehmen.

Andere Theorien besagen, dass die frühkindliche exklusiv gestaltete Mutter-Tochter-Beziehung dazu führe, dass die Frau sich lebenslang als ungenügend und unbegehrt empfinde, weil die Mutter der kleinen Tochter kein sexuell gefärbtes Interesse entgegengebracht habe.

Eine dritte Theorie-Variante begründet aus dem frühen Mutter-Kind-Verhältnis einen Erklärungsversuch für späteres Verhalten gegenüber Frauen: Aus dem frühkindlichen Streben, der »allmächtigen Mutter« zu entfliehen und sie zu »beherrschen«, präge sich bei Männern wie bei Frauen eine unbewusste Angst vor starken Frauen ein.

Rolle des Vaters

Schon ehe die Tochter sprechen oder laufen kann, beobachtet sie das Geschehen um sich herum. Sie erlebt ihre Mutter (und ihren Vater bzw. andere Personen) und registriert, wie die Leute sich verhalten. Sie lernt anhand ihrer nächsten Umgebung, wie sich eine Frau und ein Mann unterscheiden. Sie lernt, wer Brüste hat, wer Kleider trägt, wer die Hausarbeit macht, wer kocht, wer »Beziehungsarbeit« leistet. Sie zieht daraus Schlüsse, die spätestens im Alter von drei Jahren eine ganz persönliche Bedeutung bekommen, denn dann kann das Kind sich selbst als Junge oder Mädchen einordnen.

Väterliche Abwesenheit bzw. das Fehlen von männlichen Bezugspersonen bedeutet für die Tochter, dass die Beziehung zur Mutter besonders intensiv erlebt wird, während der gegengeschlechtliche Part fehlt. Töchter, die in einer »Idealfamilie« mit klassischen Rollenklischees aufwachsen, erleben den Vater (den ersten Mann in ihrem Leben) als schattenhafte und gleichzeitig wichtige Figur. Auch wenn er überwiegend nicht präsent ist, findet zwischen ihm und der Tochter ein beinahe unauflösbares Drama statt: das des »gegenseitigen Begehrens«. Gemeint ist damit nicht sexuell stimulierendes Verhalten, sondern die respektvolle Anerkennung der Tochter als weibliches Wesen.

So wie das männliche Kind in der Beziehung zur Mutter von dieser unbewusst auch als sexuelles Wesen wahrgenommen und bestätigt wird, braucht auch das weibliche Kind eine Person, die es als solches wahrnimmt. Wenn die Tochter solche Erfahrungen nicht machen kann, wird ein Grundstein dafür gelegt, sich später als ungenügend, unvollständig oder unattraktiv zu empfinden. Die meisten Mädchen erleben väterliches Verhalten in Form von Desinteresse, Ignoranz, Unaufmerksamkeit – vielleicht sogar vermischt mit offener Frauenverachtung gegenüber der Mutter.

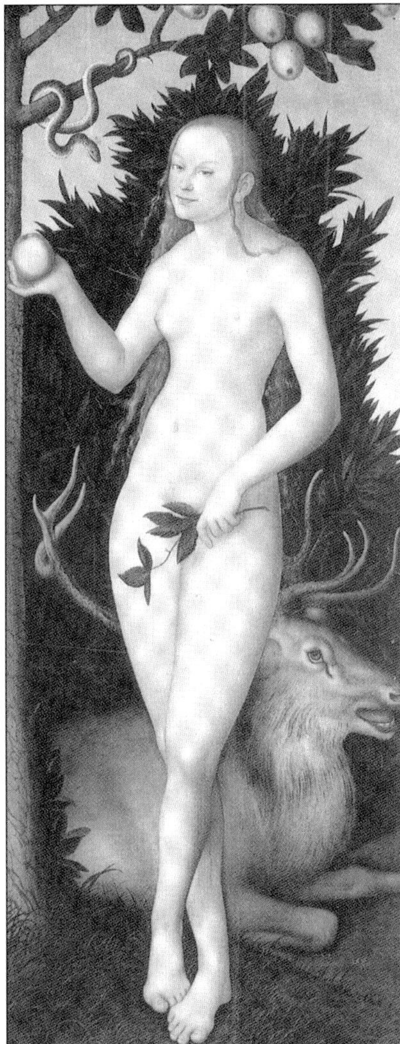

Die ewig »Sündige«? Lucas Cranach d. Ä.: »Eva«, 1533

Wert der Weiblichkeit

»Man kommt nicht als Frau zur Welt, man wird es. Kein biologisches, psychisches, wirtschaftliches Schicksal bestimmt die Gestalt, die das weibliche Menschenwesen im Schoß der Gesellschaft annimmt. Die Gesamtheit der Zivilisation gestaltet dieses Zwischenprodukt zwischen dem Mann und dem Kastraten, das man als Weib bezeichnet.«

Simone de Beauvoir: Das andere Geschlecht. Reinbek 1968

Während bis Mitte des 20. Jahrhunderts meist unverblümt frauenfeindlich gewertet wurde, wenn über angeblich typisch weibliche Eigenschaften oder Biographien diskutiert wurde, verlaufen die Diskussionen heute meistens versteckt sexistisch. Insbesondere aus der Frauenbewegung selbst wurden in den 80er Jahren Argumente dafür geliefert: »Weiblichkeit« galt auf einmal als besonders wertvoll, verdienstvoll oder menschlicher, auch natürlicher, als »Männlichkeit«.

Beabsichtigt war damit, die beobachteten Eigentümlichkeiten weiblichen Verhaltens umwerten zu wollen: Sie sollten nicht mehr missachtet werden, sondern anerkannt. Daraus wurde jedoch sehr rasch eine Art Heiligerklärung des Frauseins, die nicht mehr hinterfragte, *warum* denn Frauen und Männer sich unterschiedlich benehmen. Frauen galten – und das wurde auch schnell in die offizielle Politik aufgesogen – plötzlich als Wesen mit ganz besonders wunderbaren Eigenschaften: Flexibilität, Friedfertigkeit, Verantwortlichkeit im Sinne von Fürsorge, Kommunikationsbereitschaft und Naturverbundenheit wurden statt wie bislang als Unterlegenheitsmerkmale als weibliche Stärken und weibliche Moral gepriesen. Sogar die Tatsache, dass Frauen im Namen dieser Weiblichkeitsattribute viel unbezahlte Arbeit leisten, galt als besonderer Beweis dafür, wie wenig sie ins herrschende patriarchale System eingebunden seien.

Das neue »Mädchen« – Lara Croft?

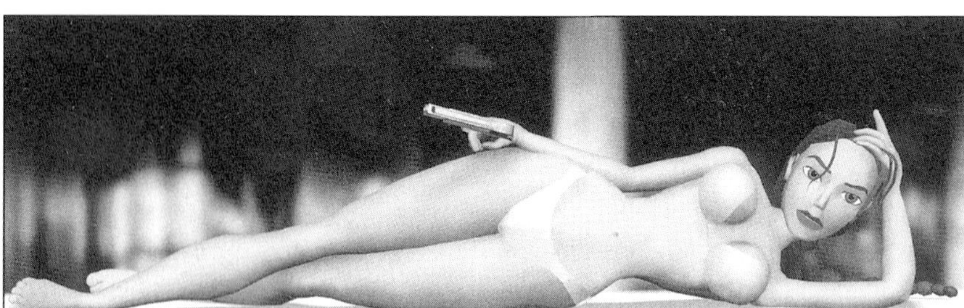

Superfrau und Familienmutter

Die heutige Superfrau – einerseits in Maßen selbständig, also berufstätig, andererseits auch Familienmutter und bezaubernde Geliebte – war geboren. In den Frauenzeitschriften tummelten sich seitdem gut aussehende berufstätige Frauen, manchmal auch in Führungspositionen, die scheinbar mit leichter Hand in der Lage sind, Beruf, Kind, Ehe unter einen Hut zu kriegen.

Heute wird wieder stärker betont, dass es sehr anerkennenswert und »weiblich« sei, ehrenamtlich oder in der Familie zu arbeiten. Der Grund dafür liegt in der gestiegenen Erwerbslosenquote.

Unübersehbar haben radikalere Thesen über Weiblichkeit, Männlichkeit oder heterosexuelle Verhältnisse heute kaum noch Platz im öffentlichen Mainstream. Nicht die Ehe wird mehr in Frage gestellt, sondern darüber gefochten, ob homosexuelle Paare auch heiraten dürfen sollen. Nicht die Quotierungsmisere an Universitäten oder in Führungspositionen gilt mehr als Politikum, sondern der Zusammenbruch der »Familie« wird als Ursache für Jugendkriminalität oder gar Rechtsextremismus und Rassismus angesehen. Und für die Familie sind eben angeblich die Frauen zuständig.

»Heute engagieren sich die Frauen in der wissenschaftlichen Forschung, arbeiten auf Baustellen, in der Industrie und im Dienstleistungssektor und sind schöpferisch tätig und haben daher nicht mehr genügend Zeit, um ihren täglichen Pflichten zu Hause nachzukommen – dem Haushalt, der Erziehung der Kinder und der Schaffung einer familiären Atmosphäre.
Aus diesem Grund führen wir jetzt in der Presse, in den öffentlichen Organisationen, bei der Arbeit und zu Hause hitzige Debatten über die Frage, was zu tun ist, um es den Frauen zu ermöglichen, zu ihrer eigentlichen weiblichen Lebensaufgabe zurückzukehren.«

Michail Gorbatschow: Perestroika. Die zweite russische Revolution. München 1987

Wie Frauen sich verhalten, ist nicht von ihren Geschlechtsmerkmalen abhängig, sondern davon, wie sie aufwachsen. Zu vielen »typisch weiblichen« Eigenschaften sind Mädchen erzogen worden. Das Rollenklischee von der schwachen, unselbständigen Frau, die aus biologischen Gründen dem Mann unterlegen ist, wird aber heute nur noch von konservativen Kreisen vertreten.

Jungs und Männer

Wann ist ein Mann ein Mann? Männer werden nicht als Liebhaber, Macker oder Soldaten geboren. Was geschieht mit kleinen Jungen, und warum sind die großen oft so schwierig?

Jungenerziehung

»Alle Psychologen sind darüber einer Meinung, dass allein die Tatsache, dass Männer von Frauen aufgezogen werden, bei Männern Konflikte mit der Männlichkeit auslöse und eine Psychologie der männlichen Dominanz und ein Bedürfnis erzeuge, Frauen überlegen zu sein.«

Nancy Chodorow: Das Erbe der Mütter. München 1985

Ein neugeborener Junge unterscheidet sich kaum von einem Mädchen. Männliche Babys sind im Durchschnitt etwas leichter, ihre Sterblichkeitsrate im ersten Lebensjahr ist geringfügig höher, und sie haben zwischen den Beinen ein kleines Schwänzchen. Ansonsten hat das Neugeborene Hunger und Durst wie seine Schwester und möchte umsorgt und berührt werden – ihm selbst ist noch nicht bewusst, dass es ein Junge ist. Aber der Umwelt! Schon sein erster Schrei wird vielleicht als Durchsetzungswille gedeutet, und wenn es ganz schlimm kommt, muss er sich als »Stammhalter« betiteln lassen.

Nicht nur kleine Mädchen, auch kleine Jungen werden in Rollen gepresst, die nicht aus ihren eigenen Bedürfnissen zu erklären sind, sondern allein mit Vorurteilen ihrer Umgebung. Die erwartet einen kleinen »Mann« mit all dem, was angeblich oder erfahrungsgemäß dazu gehört.

Die kleinen Macker

Im Vergleich zu weiblichen Babys werden die kleinen Jungs in ihrem ersten Lebensjahr länger gestillt, sie erhalten mehr Aufmerksamkeit und Zuwendung, und es wird mehr in ihre Zukunft investiert. Diese Beobachtungen stammen aus soziologischen und psychologischen Studien in Westeuropa. Eltern gehen davon aus, dass Jungen eben »schwieriger« seien als Mädchen. Sie gelten als lauter, wilder und renitenter, werden später »sauber« und sind weniger rücksichtsvoll und brav als ihre Schwestern. Dass dies so ist, muss nicht heißen, dass es je nach Geschlecht unterschiedliche Windel-Gene gibt, sondern deutet eher darauf hin, dass kleine Jungen anderen Dressurakten unterliegen als kleine Mädchen.

Die Behandlung der Jungs wirkt nur auf den ersten Blick wie eine Bevorzugung, denn einiges ist auch dem männlichen Kind meist recht bald untersagt: zum Beispiel Weinen, Sich-Schmücken und »mädchenhaftes« Verhalten oder Spiel. Je älter der Junge wird, desto rigider wird ihm abverlangt, sich »männlich« zu verhalten. Ein Junge hat sich zu wehren – vielerorts gilt sogar die Prämisse des ersten Zuschlagens. Er lässt sich nichts gefallen und hat, was Haushaltsdinge betrifft, eben zwei linke Hände. Ein Junge spielt nicht mit Puppen, sondern mit Autos, Legosteinen, Pistolen, Fußbällen und bekommt eher einen Computer als seine Schwester.

Sohn sein

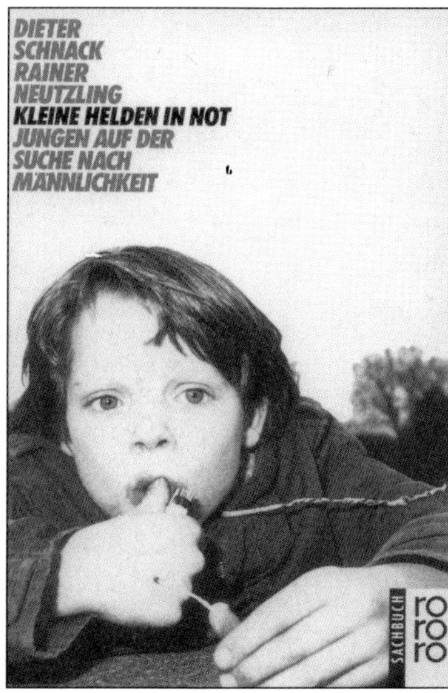

Die frühkindliche Erfahrung der ersten Beziehung – zur Mutter und damit einer Person des anderen Geschlechts – hat für die Psyche des Sohnes wahrscheinlich andere Folgen als für die der Tochter. Einige PsychoanalytikerInnen schlussfolgern: Der Junge erlebt seine »Ich-Abgrenzung« gegenüber einer Person des anderen Geschlechts. Das hat – so die Theorie – Vor- und Nachteile. Der Vorteil sei (im Vergleich zu Mädchen), dass Jungen als Männer gewöhnlich keine Schwierigkeiten damit haben, sich als eigenständige Person wahrzunehmen. Der Preis dafür ist allerdings hoch: Der Junge muss sich gegen die Mutter, ihr »Begehren« und ihre »Allmacht« wenden, um groß zu werden. Manche feministischen Theoretikerinnen sehen in dieser Zwickmühle eine Ursache für latente Frauenfeindlichkeit bzw. die Abgrenzungsversuche heterosexueller Männer vom »Weiblichen« und engen Beziehungen. Dieses Verhaltensmuster gehöre durch die frühen Kindheitserfahrungen zu den Grundbedingungen für die Wahrung der

»Jungen lernen, dass Männlichkeit nicht zu Kindern gehört. Das heißt aber auch, dass ein Junge sich mit seinen Gefühlen und Eigenschaften im vorherrschenden Männlichkeitsideal nicht wiederfinden kann. Ein Mann soll ›stark‹ sein, aber Kinder sind nie so stark wie Erwachsene, auch Jungen nicht.«

Tim Rohrmann: Junge, Junge, Mann o Mann. Die Entwicklung zur Männlichkeit. Reinbek 1994

eigenen Geschlechtsidentität. Er schleppt also lebenslang eine diffuse Angst vor dem Verlust von Grenzen mit sich. Männermacht und Frauenhass seien also fortwährende Kompensationsversuche, die Erfahrungen mit der »mächtigen Mutter« in der frühen Kindheit zu verarbeiten.

Der fehlende Vater

Erschwerend – für den kleinen Jungen noch einmal in anderer Weise als für das Mädchen – wirkt sich außerdem aus, dass er meistens nur wenige konkrete Alltagserfahrungen mit dem Vater oder anderen männlichen Bezugspersonen machen kann. Es fehlen ihm die realen Identifikationsvorbilder. Er entwickelt Phantasien über das Mann-Sein, denn von der wirklichen Männerwelt bleibt er für lange Zeit ausgeschlossen. Er wächst stattdessen in einer Frauenwelt auf (Mutter, Erzieherinnen, Grundschullehrerinnen) und weiß aber, dass von ihm verlangt wird, zu einem jener Fremden zu werden, die wie er einen Pimmel zum Pinkeln haben.

Der Junge beobachtet seine Umgebung und zieht, wie seine Schwester, Schlüsse aus den Informationen. Mit drei Jahren weiß er, dass er ein »Mann« ist – aber wie und was ist ein Mann? Der ist meistens nicht da, fährt Auto, sieht die Sportschau im Fernsehen. Er kocht nicht, er schmust kaum, und die Mutter verhält sich diffus anders, wenn er da ist.

»Die so genannten neuen Männer wollen mehr sein als nur ein Reflex auf die Frauenbewegung. Warum eigentlich? Wieso reflektieren sie nicht erst einmal die Frauenforschung?«

Winfried Wieck: Männer lassen lieben. Frankfurt/M. 1990

Der kleine Junge ist aber darauf angewiesen, sich aus diesen kleinen Brocken von Erfahrung ein männliches Selbstbild zu erdichten, das begierig jede Information – und sei es aus dem Fernsehen – aufsaugt. Das einzige, was er zum Maßstab hat, ist: Ein Mann ist nicht wie eine Frau! Er wird also danach streben, nicht so zu sein und zu handeln wie Frauen, ohne dass er weiß, wie Männer wirklich sind, denn er erlebt sie in der modernen Industriegesellschaft nur sporadisch.

Für lange Zeit, oft lebenslang, wirkt das Verhältnis zwischen Mutter und Sohn entspannter oder sogar liebevoller als das zwischen Mutter und Tochter. Dafür gibt

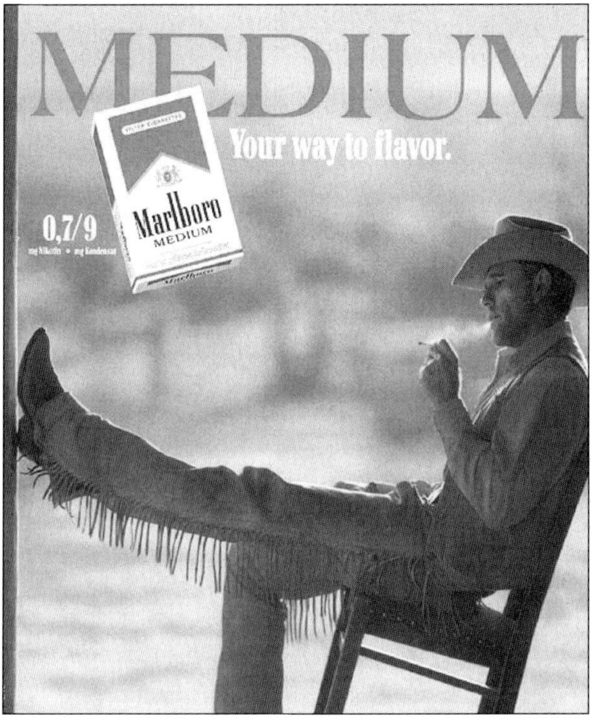

Der ideale Mann.
Zwischen Cowboy ...

es viele begünstigende Faktoren: Die Mutter nimmt den Sohn in seiner Eigenständigkeit ernster als die Tochter und traut ihm mehr zu. Sie akzeptiert ihn von klein auf als »anders«, denn er hat ein anderes Geschlecht als sie selbst. Sie bewundert ihn und fürchtet ihn gleichzeitig ein wenig. Dieses Verhalten der Mutter stärkt sein Selbstwertgefühl als »Mann« – doch es bleibt eine wenig fassbare Angelegenheit, weil der konkrete Mann (Vater) diffus ist.

»Der bedeutsamste Unterschied zwischen den Gefühlswelten von Jungen und Mädchen ergibt sich meiner Ansicht nach aus dem Verbot, dass Jungen nicht passiv, kein Objekt, kein Opfer sein dürfen, während Mädchen nicht zugestanden wird, aktiv, Subjekt und Täterin zu sein.«

Rainer Neutzling: Heterosexuelle Jungen in der Pubertät. In: Beiträge zur Sexualforschung 71. Heterosexuelle Verhältnisse. Stuttgart 1995

Verunsicherte Männlichkeit?

Seit den 80er Jahren haben – infolge der feministischen Auseinandersetzung mit »Weiblichkeit« – auch Männer damit begonnen, ihre »Männlichkeit« zu hinterfragen. Sie sind bis heute eine kleine Minderheit. Manche der neuen Männerbewegten haben recht abstruse Theorien (u.a. über die »Schuld« der Mütter) verbreitet, aber sie sorgten zumindest auf ihrer Seite dafür, dass der Begriff »Mann« seines scheinbar natürlichen, statischen Inhalts beraubt wurde und männliches Verhalten als veränderbar diskutiert werden konnte. Die entscheidenden Inhalte dieser Diskussionen kreisen um das herrschende Männlichkeitsideal, männliche Gewalt und die Rolle von Vaterschaft. Die Organisierung der modernen Arbeitswelt, so eine wichtige Kritik, verhindere, dass Männer mehr mit ihren Kindern zu tun haben können.

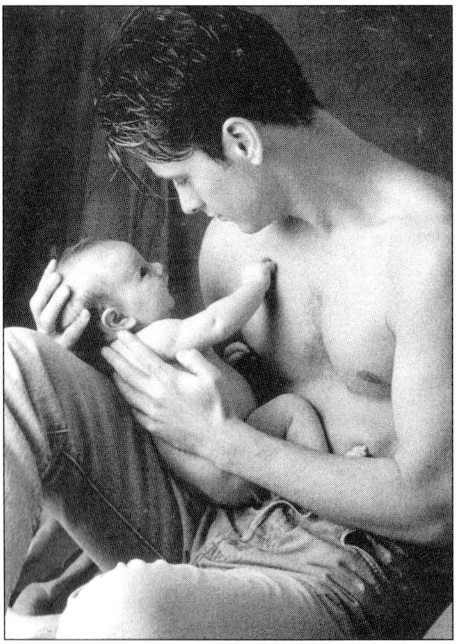

... und Schmusekater?

Diese vorsichtigen Schritte, das männliche Klischee in Frage zu stellen, spielen im Gegensatz zu Emanzipationsbestrebungen der Frauen noch keine wichtige Rolle in der Gesellschaft. Die vor einigen Jahren erfolgte gesetzgeberische Grundlage für väterlichen Erziehungsurlaub wird nur von wenigen Männern wahrgenommen. Aber der Mann als Soldat, als Vergewaltiger, als Patriarch ist im Laufe des 20. Jahrhunderts ins Zwielicht geraten. Er besitzt zwar noch sehr viel reale Macht, wird aber nicht mehr vergöttert.

Dass dies nicht unbedingt immer frauenfreundlichen Einsichten geschuldet ist, sondern auch den Markterfordernissen zupass kommt – Flexibilität und Kommunikationsfähigkeit sind gefragt –, versteht sich von selbst. Männlichkeit bedeutet aber heute nicht mehr nur, dass Macker und Muskelprotz gespielt werden muss oder Aggressionen beinahe ungefiltert ausbrechen sollen. Es scheint, als ob das Ideal des »starken Mannes« im althergebrachten Sinn ins Wanken gekommen ist, zumindest in einigen gesellschaftlichen Bereichen.

Herrscher und Opfer

Die Menschheitsgeschichte ist in ihren überlieferten Teilen eine Geschichte patriarchaler Herrschaft. Auch wenn in ihren unterschiedlichen Abschnitten das, was als typisch »männlich« oder »weiblich« galt, immer wieder modifiziert wurde, galt stets das männliche Prinzip und Geschlecht als das Entscheidende, an dem Frauen gemessen, unterdrückt oder als minderwertiger klassifiziert wurden. Und an dem sie sich oft auch selbst orientierten. Männerherrschaft hieß und heißt nicht immer, dass jeder individuelle Mann jede individuelle Frau gewaltsam beherrscht oder unterdrücken will. Patriarchat bedeutet in den modernen Auseinandersetzungen um geschlechtsspezifische Macht und Herrschaft die Benennung eines Systems, in dem die Gruppe von Frauen und die Gruppe von Männern agieren.

»Es ist schwieriger geworden, seine Rolle als Mann zu definieren, weil so vieles möglich ist. Man kann sich selbst verwirklichen, allein leben, zu zweit. Manchmal wünscht man es sich wie früher im Orient: Männer hatten einen Harem, und die Hierarchie war klar.«

Michel in einer Männer-Gesprächsrunde über Liebe. In: marie claire 1/2000

Die modernen Beziehungen zwischen Mann und Frau – und ganz besonders die Familienstrukturen – zeigen in aller Deutlichkeit, dass auch Jungen, auch Männer, unter den Verhältnissen leiden und Frauen nicht immer nur machtlos oder die alleinigen Opfer sind. Zweifellos verspüren Frauen aber insgesamt gesehen einen größeren Leidensdruck und zeigen – vielleicht deshalb? – mehr Veränderungsbereitschaft als ihre Brüder. Und eine Frau, die sich ein wenig »männlich« verhält, kann zwar heute bei uns mit zaghafter Anerkennung rechnen, bedauerlicherweise aber ist das Umgekehrte kaum möglich. Ein »weibischer« Mann gilt fast überall so ungefähr als das Letzte.

Viele »typisch männlichen« Eigenschaften sind nicht von Geschlechtsmerkmalen abhängig, sondern davon, wie Männer aufwachsen. Das Rollenklischee vom starken, aggressiven Mann, der aus biologischen Gründen der Frau überlegen ist, gerät in jüngster Zeit ein wenig ins Wanken.

Sex und Gender

Die meisten Menschen passen nicht perfekt in die Geschlechtsrollenklischees von Männlichkeit oder Weiblichkeit. Gibt es vielleicht mehr als zwei Geschlechter?

Mars und Venus

»Wenn heterosexuelle Männer Sex mit heterosexuellen Frauen haben, sind sie heterosexuell. Wenn schwule Männer Sex mit schwulen Männern haben, sind sie schwul. Wenn Lesben Lesben lesbisch lieben, sind sie lesbisch. Was aber ist, wenn Heteromänner mit Schwulen schlafen oder Schwule mit Heteras, oder Lesben mit Heteros oder Heteras? Werden die Schwulen dann hetero, die Heteros schwul, die Heteras lesbisch, die Lesben hetero? Sind dann alle bisexuell? Oder ist die einzige wichtige Frage: ›Bin ich jetzt schon drin oder was‹?«

Paul Schulz. In: Siegessäule, Berlins schwullesbisches Stadtmagazin, Januar 2000

In einem Bestseller der 90er Jahre, der Lebenshilfe in Beziehungskonflikten verspricht, wird eine Liste von etwa 50 typischen weiblichen und männlichen Persönlichkeitsmerkmalen genannt, die es der Leserin oder dem Leser erleichtern soll, sich im (heterosexuellen) Dschungel der Gefühle zurechtzufinden. Im wirren Katalog der Unterschiede sind hier neben dem Östrogen- bzw. Testosteronspiegel z. B. aufgeführt: »strebt sehr nach Macht/Geld« (männlich), »in der Öffentlichkeit weniger gesprächig« (weiblich), »eher polygam veranlagt« (männlich), »genießt das Einkaufengehen« (weiblich).

Solche in ihrer Plattheit besonders eindrucksvolle Schematisierung von geschlechtsspezifischen Rollenklischees ist Ausdruck einer gegen Ende des 20. Jahrhunderts populärwissenschaftlichen Mode, die Differenzen zwischen Mann und Frau zu betonen. Hintergrund dafür ist ein Diskurs, der seit Ende der 70er Jahre vor allem von Feministinnen in Soziologie, Psychologie und Politik getragen wurde: Statt wie bisher vom Geschlecht des Mannes auszugehen, an dem sich das der Frau als »anders« und »minderwertig« messen lassen musste, oder für eine Utopie der Gleichheit der Geschlechter einzutreten, wurde nun eine Geschlechterdifferenz hervorgehoben, in der beide, das männliche und das weibliche Prinzip, den gleichen Rang einnehmen sollten. Diese (gynozentrische) Herangehensweise zeigte sich gut zehn Jahre später als zu begrenzt, teilweise sogar reaktionären, konservativen Ideen und Politikvorstellungen Vorschub leistend, zumindest solange mit Geschlechtsrollenklischees argumentiert wurde, die sich von denen Konservativer kaum noch unterschieden.

Kritisiert wurde daran auch, dass die behaupteten Indizien für eine grundlegende Ungleichheit der Geschlechter allein den Erfahrungs- und Forschungshintergrund weißer (und damit gleichzeitig herrschender) Mittelstandsbevölkerung in den westlichen Industriestaaten habe.

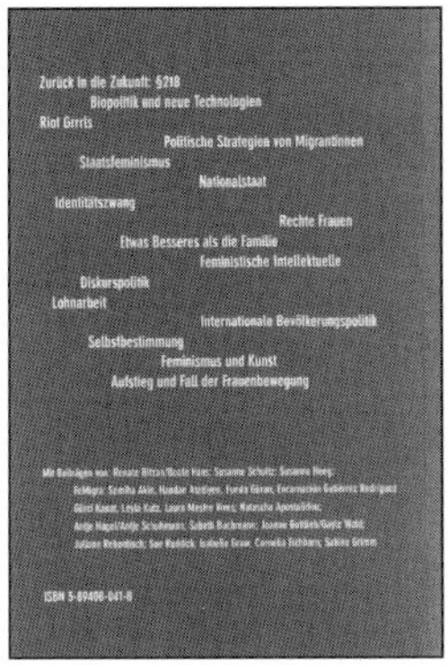

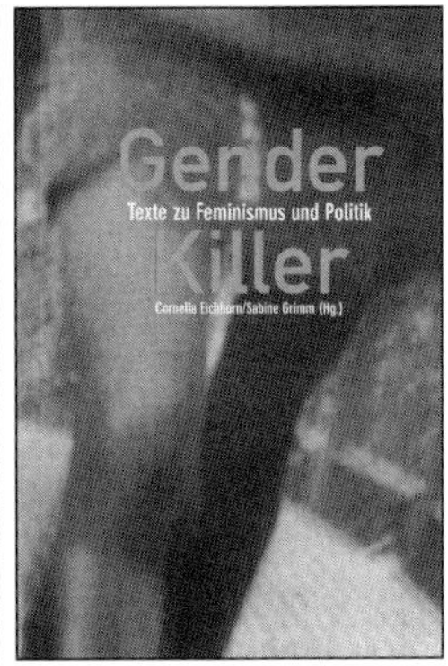

Edition ID-Archiv, Berlin 1994

Was bedeutet Geschlecht?

In den 90er Jahren entwickelte sich eine Diskussion, die »Geschlecht« als Klassifikations- oder Identitätsmerkmal ablehnt. Diese (dekonstruktivistische) postmoderne Position geht davon aus, dass Geschlecht ein Konstrukt sei, eine künstliche Kategorie, die allein durch Herrschaftszwänge entstehe und mit biologischen Voraussetzungen nichts oder nur wenig zu tun habe.

Gender (die gesellschaftliche Konstruktion von Frau oder Mann) und Sex (die biologische Einordnung des Körpers als weiblich oder männlich) seien zu trennende und zu hinterfragende Phänomene. Die dualistische Zweigeschlechtlichkeit sei eine einengende Norm, deren Ordnungssystem nicht geeignet sei, die real vorhandenen vielen unterschiedlichen »Geschlechter« und deren Varianten zu erkennen.

»Woher kommt nun diese Sicherheit, ganz genau zu wissen, was mit Mann und Frau, weiblich und männlich, jeweils gemeint ist? Die Ergebnisse, die die historische Frauenforschung innerhalb von zwanzig Jahren vorgelegt hat, zeigen, dass der gesellschaftliche Konsens darüber, was Männer und was Frauen sind, immer wieder neu hergestellt werden musste.«

Einleitungstext. In: Gender Studies. Was sind Männer? Was sind Frauen? Geschlechterkonstruktion im historischen Wandel. Frankfurt/M. 1996

Biologisches (Sex) und soziales bzw. kulturelles Geschlecht (Gender) müssen nicht immer übereinstimmen. Statt die Zweigeschlechtlichkeit (männlich und weiblich) hervorzuheben, wird heute diskutiert, mehr Geschlechtervielfalt zuzulassen.

Literatur

Ratgeber

Günter Amendt: *Das Sex-Buch.* Aufklärung für Jugendliche und junge Erwachsene. Berlin: Elefanten Press 1993

Ellen Bass/Kate Kaufman: *Wir lieben wen wir wollen.* Selbsthilfe für lesbische, schwule und bisexuelle Jugendliche. Berlin: Orlanda 1999

D. Merilee Clunis/G. Dorsey Green: *Geliebte Freundin Partnerin.* Eine Ratgeberin für Lesben. Berlin: Orlanda 1995

Tracey Cox: *Hot Sex.* Auf den Höhe-Punkt gebracht. München: Mosaik 1999

Thomas Grossmann: *Schwul – na und?* Reinbek: Rowohlt 1994

Iris Konopik/Stefanie Montag (Hg.): *Coming Out Lesebuch.* Hamburg: Argument 1999

Anne West: *Gute Mädchen tun's im Bett – böse überall.* Wer sich traut, hat mehr vom Lieben. München: Knaur 1998

Rolf Winiarski: *Coming-Out.* Der Ratgeber für ein selbstbewusstes Leben. Berlin: Bruno Gmünder 1995

Theorie

Simone de Beauvoir: *Das andere Geschlecht.* Reinbek: Rowohlt 1968

Beiträge zur Sexualforschung 71: *Heterosexuelle Verhältnisse.* Stuttgart: Enke 1995

Jessica Benjamin: *Phantasie und Geschlecht.* Psychoanalytische Studien über Idealisierung, Anerkennung und Differenz. Frankfurt/M.: Fischer 1996

Ernst Bornemann: *Sexuelle Marktwirtschaft.* Vom Waren- und Geschlechtsverkehr in der bürgerlichen Gesellschaft. Frankfurt/M.: Fischer 1994

Nancy Chodorow: *Das Erbe der Mütter.* München: Frauenoffensive 1985

Martin Dannecker: *Das Drama der Sexualität.* Frankfurt/M.: athenäum 1987

Martin Dannecker: *Der homosexuelle Mann im Zeichen von Aids.* Hamburg: Klein 1991

Martin Dannecker: *Der Homosexuelle und die Homosexualität.* Hamburg: Europäische Verlagsanstalt 1991

Gender Studies: *Geschlechterverhältnisse und Politik.* Frankfurt/M.: edition suhrkamp 1994

Gender Studies: *Was sind Männer? Was sind Frauen?* Geschlechterkonstruktion im historischen Wandel. Frankfurt/M.: edition suhrkamp 1996

Gender Studies: *Ein alltägliches Spiel: Geschlechterkonstruktion in der sozialen Praxis.* Frankfurt/M.: edition suhrkamp 1997

Marylin French: *Jenseits der Macht.* Frauen, Männer und Moral: Reinbek: Rowohlt 1990

Erich Fromm: *Liebe, Sexualität und Matriarchat.* Beiträge zur Geschlechterfrage. München: dtv 1994

Carol Hagemann-White: *Sozialisation: Weiblich – männlich?* Opladen: Leske + Budrich 1984

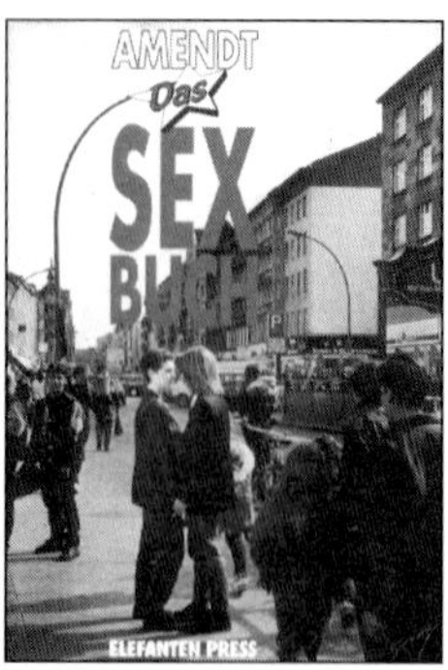

Ina Hartwig: *Sexuelle Poetik.* Proust. Musil. Genet. Jelinek. Frankfurt/M.: Fischer 1998
Stefan Maiwald/Gerd Mischler: *Sexualität unter dem Hakenkreuz.* Manipulation und Vernichtung der Intimsphäre im NS-Staat. Hamburg/Wien: Europa 1999
Christiane Olivier: *F wie Frau.* Psychoanalyse und Sexualität. München: dtv 1995
Octavio Paz: *Die doppelte Flamme Liebe und Erotik.* Frankfurt/M.: Suhrkamp 1995
Herrad Schenk: *Die Befreiung des weiblichen Begehrens.* Köln: Kiepenheuer & Witsch 1991
Gunter Schmidt: *Das große DER DIE DAS.* Über das Sexuelle. Herbstein: März 1986
Gunter Schmidt: *Das Verschwinden der Sexualmoral.* Hamburg: Klein 1996
Klaus Theweleit: *Männerphantasien.* Reinbek: Rowohlt 1990

Romane, Sachbücher und Erotika

amnesty international: *Das Schweigen brechen.* Menschenrechtsverletzungen aufgrund sexueller Orientierung. Berlin: Quer 1999
Otto F. Best: *Der Kuss.* Eine Biographie. Frankfurt/M.: S. Fischer 1998
Alexandra Busch/Dirck Linck (Hg): *Frauenliebe. Männerliebe.* Eine lesbisch-schwule Literaturgeschichte. Frankfurt/M.: Suhrkamp 1999
Sylvia Browning: keusch wie Eis. Berlin: Alexander Fest 1999
Lutz van Dijk: *Coming out.* Lesben und Schwule aus aller Welt. Düsseldorf: Patmos 1997
Manfred Flügge: *Gesprungene Liebe.* Die wahre Geschichte zu »Jules und Jim«. Berlin: Aufbau 1996
Matthias Frings (Hg.): *Fleisch und Blut.* Über Pornographie. Reinbek: Rowohlt 1988
Michael Reed Gach: *Akkupressur für Liebende.* Sexuelle Massagetechniken für ein erfülltes Liebesleben. München: Delphi 1997
Marjorie Garber: *Die Vielfalt des Begehrens.* Bisexualität von der Antike bis heute. Frankfurt/M.: Fischer 1999
Claudia Gehrke (Hg.): *Frauen und Pornographie.* Tübingen: Konkursbuch 1988
Erica Jong: *Rette sich wer kann.* Frankfurt/M.: Fischer 1980
Erica Jong: *Der Teufel in Person.* Henry Miller und ich. Hamburg: Hoffmann und Campe 1999
Die Liebeslehren des Kama Sutra. Übersetzung: Indra Sinha. Remseck bei Stuttgart: Unipart 1996
Christina Moles Kaupp: *Scharfe Sachen.* Ein erotisches Kochbuch. Berlin/München: dtv 1998
Elmar Kraushaar: *Hundert Jahre schwul.* Eine Revue. Berlin: Rowohlt 1997
Mein heimliches Auge. Das Jahrbuch der Erotik. Tübingen: Konkursbuch, jährlich neu.
Anaïs Nin: *Henry, June und ich.* Intimes Tagebuch. Bern/München/Wien: Scherz 1987
Friederun Pleterski (Hg.): *Verzaubern und Verführen.* Die kleine Hexenküche für zwei. Wien: Christian Brandstätter 1998

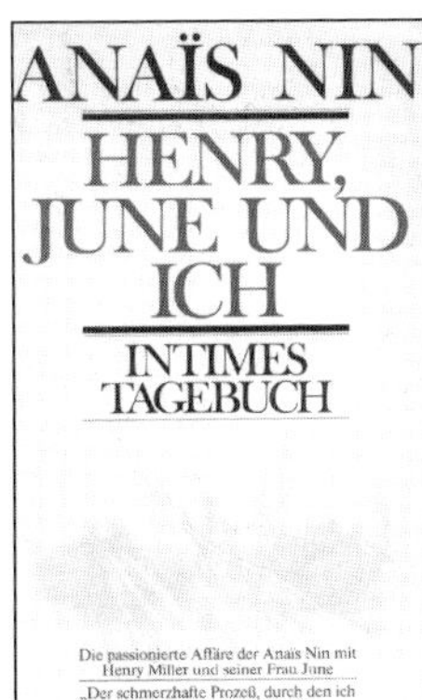

Ines Rieder: *Wer mit wem?* Berühmte Frauen und ihre Liebhaberinnen. München: dtv 1997
Henri-Pierre Roché: *Jules und Jim.* Berlin: Aufbau 1995
Tim Rohrmann: *Junge, Junge, Mann o Mann.* Die Entwicklung zur Männlichkeit. Reinbek: Rowohlt 1994
Herrad Schenk (Hg.): *Frauen und Sexualität.* Ein historisches Lesebuch. München: C.H. Beck 1995
Dieter Schnack/Rainer Neutzling: *Kleine Helden in Not. Jungen auf der Suche nach Männlichkeit.* Reinbek: Rowohlt 1990
Birgit Vanderbeke: *Alberta empfängt einen Liebhaber.* Berlin: Alexander Fest 1997
Birgit Vanderbeke: *Gut genug.* Frankfurt/M.: Fischer 1999
Winfried Wieck: *Männer lassen lieben.* Die Sucht nach der Frau. Frankfurt/M.: Fischer 1990

Adressen und Tipps

Fast alle hier genannten Adressen sind im **Internet** zu finden. Dort können unter dem entsprechenden Suchwort (Organisationsname) Informationen abgerufen werden.

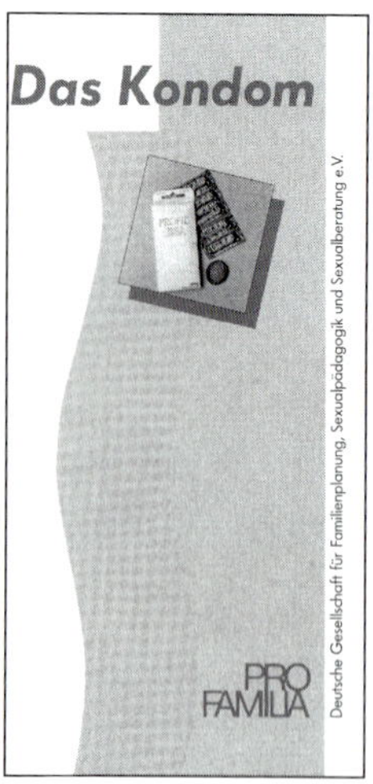

Aufklärung und Auskünfte in sexuellen Fragen bietet u.a. die Internet-Beratung der *Pro Familia*: http://www.profa.de/sextra.htm.
Dort besteht auch ein e-mail-Service.
Auskunft über *Pro-Familia*-Niederlassungen gibt die bundesweite Geschäftsstelle:
Stresemannallee 3,
60596 Frankfurt/M.
Tel. 069/63 90 02

Bei Fragen und Problemen im Zusammenhang mit **sexueller Orientierung** helfen folgende bundesweite Organisationen weiter:

Jugendnetzwerk LAMBDA e.V., Bundesverband,
Rittergut,
99955 Lützensömmern,
Tel.: 036041/404983

BiNe e.V.,
Bisexuelles Netzwerk,
Postfach 61 02 14,
10923 Berlin,
Tel.: 030/2117405

Lesbenring e.V.,
Tel.: 030/78792551

Lesben- und Schwulenverband
Postfach 103414,
50474 Köln,
Tel.: 0221/9259610

Beratung bei **sexueller Gewalt** geben:

Notruf für vergewaltigte Frauen, Mädchen, Lesben.
Die jeweiligen Telefonnummern sind im örtlichen Telefonbuch (in größeren Städten) angegeben.
In Berlin ist es 030/2512828

Notruf für schwule Gewaltopfer:
Berlin Tel.: 030/2163336

Männer gegen Männer-Gewalt (Kontakt- und Beratungsstelle für Männer)
Mühlendamm 66,
22087 Hamburg,
Tel.: 040/2201277

Wildwasser (Beratung sexueller Mißbrauch)
Friesenstraße 6,
10965 Berlin,
Tel.: 030/6939192

Zartbitter (Beratung sexueller Mißbrauch)
Sachsenring 2-4,
50635 Köln,
Tel.: 0221/312055

agisra, Arbeitsgemeinschaft gegen internationale sexuelle und rassistische Ausbeutung,
Ludolfusstr. 2-4,
60487 Frankfurt/M.,
Tel.: 069/777752

Informationen für **Prostituierte** bietet an:
Hydra,
Köpenickerstr. 187/188,
10997 Berlin,
Tel.: 030/6110023

Auskünfte im Zusammenhang mit Fragen zu **AIDS** gibt es bei den örtlichen *Aids-Beratungsstellen* (in allen größeren Städten) und bei der *Bundeszentrale für gesundheitliche Aufklärung*,
Tel.: 0221/892031.

Tag und Nacht überall erreichbar ist die bundeseinheitliche Telefonnummer für anonyme *Aids-Beratung:* 19411

Fragen zu **Schwangerschaft und Abtreibung** können bei den örtlichen Beratungsstellen von *Arbeiterwohlfahrt*, *Pro Familia* und anderen kirchlichen oder sozialen Trägern gestellt werden (örtliches Telefonbuch).

Auskunft auch über:
http://www.profa.de.

Register

Programm 2000

Frühjahr
Jost Müller: **Sozialismus**
Martin Büsser: **Popmusik**
Henning Schmidt-Semisch / Frank Nolte: **Drogen**
Mark Terkessidis: **Migranten**
Katja Leyrer: **Sexualität**
Ralf Strobach: **EXPO 2000**

Herbst
Boris Gröndahl: **Hacker**
Sabine Riewenherm: **Gentechnologie**
Otto Diederichs: **Polizei**
Vanessa Redak: **Börse**
Martin Krauß: **Doping**
Thomas Seibert: **Existenzialismus**

Bildnachweise:

S. 6 Petra Elsner, aus: ProFamiliaMagazin 5/98; S. 8, 49, 56 © VG Bild-Kunst, Bonn 2000; S. 9 Jonathan Postal; S. 15, 74 © BRAVO 1999, Heinrich Bauer Smaragd KG/ Heinrich Bauer Spezialzeitschriften Verlag KG; S. 19 Victor Lownes, London; S. 20 Anca Sira, aus: Michael Reed Gach, *Acupressure for Lovers*. Bantam, New York 1997; S. 23, 24 Günter Zint/PAN Foto; S. 31 © Museum für Völkerkunde Hamburg; S. 32 © Städelsches Kunstinstitut, Frankfurt; S. 36 © Staatsarchiv Hamburg; S. 38 Constantin/Peter-Schamoni-Film; S. 40, 50, 53 © Praline, VPM, Rastatt; S. 41 Dr. Paul Wolff/Tushita; S. 44, 69 © Deutsche Aids-Hilfe e.V., Berlin; S. 60 Guido Crepax, aus: *Lust*. Rowohlt Taschenbuch Verlag, Reinbek 1987; S. 61 aus: Emma 2/87; S. 80 © Eidos Interactive; S. 86 Tony Revan; S. 89 Titelseiten Edition ID-Archiv 1994; sowie aus dem Archiv der Autorin und des Herausgebers.

Leider konnten nicht immer die Fotografen/Rechteinhaber ermittelt werden.
In diesen Fällen sind Autor und Verlag dankbar für Hinweise.
Berechtigte Ansprüche werden im Rahmen des Üblichen abgegolten.

Die Deutsche Bibliothek – CIP-Einheitsaufnahme

Ein Titeldatensatz für diese Publikation ist bei
der Deutschen Bibliothek erhältlich

Umschlag- und Reihengestaltung: +malsy, Bremen
Herstellung: Das Herstellungsbüro, Hamburg
Druck und Bindung: Fuldaer Verlagsanstalt

Printed in Germany
ISBN 3-434-53501-2